便

非常に遅い（約100時間）	1	コロコロ便	
	2	硬い便	
	3	やや硬い便	
消化管の通過時間	4	普通便	
	5	便	
	6	便	
非常に早い（約10時間）	7	水様便	

JN017520

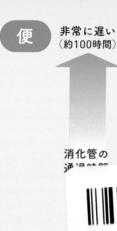

写真提供／公立芽室病院

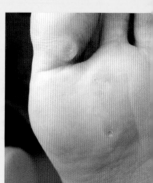

うおのめ（鶏眼）

参考 ▶p.61

硬くてコロコロの便（ウサギの糞のような便）

 短く固まった硬い便

 水分が少なく、ひび割れている便

 適度な軟らかさの便

 水分が多く、やや軟らかい便

 形のない泥のような便

 水のような便

状態

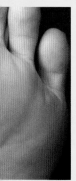

写真提供／ひろ鍼灸整骨院

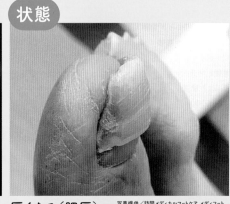

厚くなる（肥厚）

参考 ▶ p.44

写真提供／訪問メディカルフットケア メディフット

医療系学生のための

医療専門用語言いかえ辞典

水戸市医師会看護専門学院
大久保恵美子

メヂカルフレンド社

本書の使い方

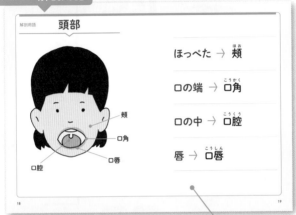

解剖用語

頭部

ほっぺた	→	頬
口の端	→	口角
口の中	→	口腔
唇	→	口唇

頬
口角
口腔
口唇

圧力を取り除く
除圧

例え
褥瘡予防のため、除圧する。
除圧を目的とした体位変換を行う。

解説
体位変換などにより、からだの一か所にかかっていた
圧力を軽減すること。

参考 p.157「褥瘡」

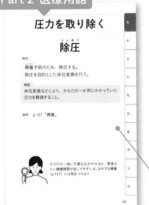

からだの一部に不要な圧がかかると、患者さんに健康障害が起こりやすくなる。なかでも褥瘡（p.157）には気をつけよう

イラストから逆引き！
解剖用語の
言いかえを知る

からだの各部位を表す医療・
専門用語について知りましょう

よく使う言葉の
言いかえを知る

会話や実習記録などでよく用いる、
医療・専門用語について知りましょう

略語

略語	日本語	英語
AAA	腹部大動脈瘤	abdominal aortic aneurysm
AA	再生不良性貧血	aplastic anemia
AB	喘息性気管支炎	asthmatic bronchitis
ADHD	注意欠陥多動障害	attention deficit hyperactivity disorder
Af	心房細動	atrial fibrillation
AF	心房粗動	atrial flutter
AGN	急性糸球体腎炎	acute glomerulonephritis
AIDS	後天性免疫不全症候群	acquired immunodeficiency syndrome
ALS	筋萎縮性側索硬化症	amyotrophic lateral sclerosis
ALL	急性リンパ性白血病	acute lymphocytic leukemia
AMI	急性心筋梗塞	acute myocardial infarction
APP	虫垂炎	Appendicitis
ARF	急性腎不全	acute renal failure
ASD	心房中隔欠損症	atrial septal defect
ASO	閉塞性動脈硬化症	arteriosclerotic obliteration
AV block	房室ブロック	atrioventricular block

252

**カルテでよく見る
"あの"英字略語の
言いかえを知る**

覚えておきたい、病院でよく使われ
る略語について知りましょう

**カラー資料で
さらに具体的に
イメージできる！**

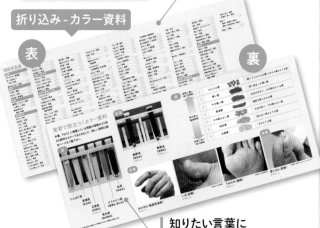

表

裏

**知りたい言葉に
たどり着けないときは**

折り込み用紙表面の「用語早見表」から
探してみましょう

目次

折り込み

カラー資料

カラー口絵

実習先で出合いやすい医療機器の名称 … 5

Part-1

解剖用語 …………………………… 17

Part-2

医療用語 …………………………… 33

Part-3

略語・資料集 …………………… 251

デザイン／阿部太一
イラスト／加納徳博、イオジン

実習先で出合いやすい医療機器の名称

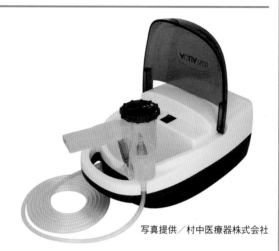

写真提供／村中医療器株式会社

ネブライザー

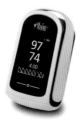

パルスオキ
シメーター

写真提供／ニプロ株式会社

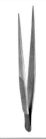

鑷子
<ruby>鑷<rt>せっ</rt></ruby><ruby>子<rt>し</rt></ruby>

写真提供／村中医療器株式会社

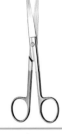

メイヨー

写真提供／村中医療器株式会社

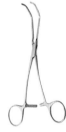

鉗子
<ruby>鉗<rt>かん</rt></ruby><ruby>子<rt>し</rt></ruby>

写真提供／村中医療器株式会社

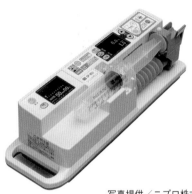

写真提供／ニプロ株式会社

シリンジポンプ

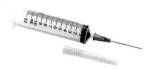

シリンジ

写真提供／ニプロ株式会社

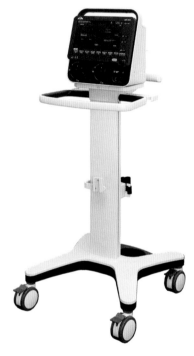

写真提供／アコマ医科工業株式会社

レスピレーター

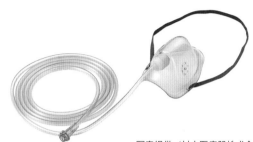

写真提供／村中医療器株式会社

ベンチュリーマスク

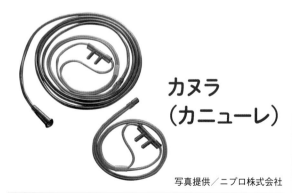

カヌラ
（カニューレ）

写真提供／ニプロ株式会社

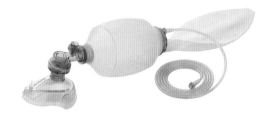

写真提供／村中医療器株式会社

バッグバルブマスク

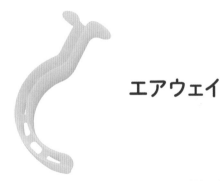

エアウェイ

写真提供／村中医療器株式会社

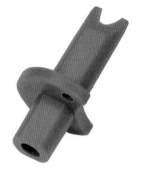

バイト
ブロック

写真提供／村中医療器株式会社

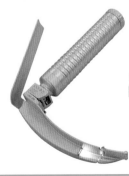

こうとうきょう
喉頭鏡ブレード

写真提供／村中医療器株式会社

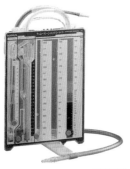

写真提供／住友ベークライト株式会社

チェストドレーンバッグ

トロッカー
カテーテル

写真提供／ニプロ株式会社

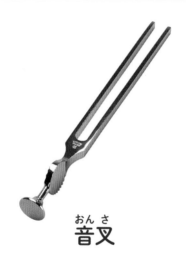

おん さ
音叉

写真提供／村中医療器株式会社

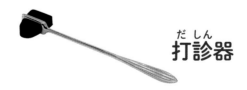

だ しん
打診器

写真提供／村中医療器株式会社

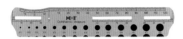

どうこう
瞳孔計

写真提供／村中医療器株式会社

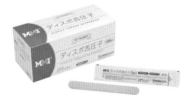

ぜつあっし
舌圧子

写真提供／村中医療器株式会社

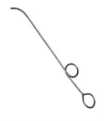

けんめんし
咽頭捲綿子

写真提供／日本フリッツメディコ株式会社

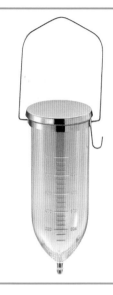

**イルリ
ガードル**

写真提供／村中医療器株式会社

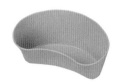

**ガーグル
ベースン**

写真提供／アイエスケー株式会社

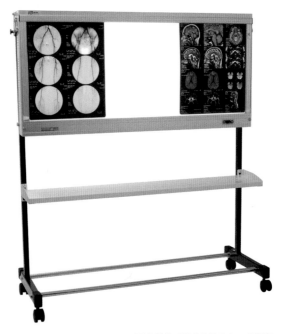

写真提供／株式会社森山Ｘ線用品

シャウカステン

Part- 1

解剖用語

頭部

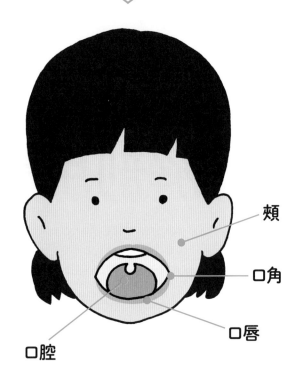

頬

口角

口唇

口腔

ほっぺた → 頰
ほお

口の端 → 口角
こうかく

口の中 → 口腔
こうくう

唇 → 口唇
こうしん

眼

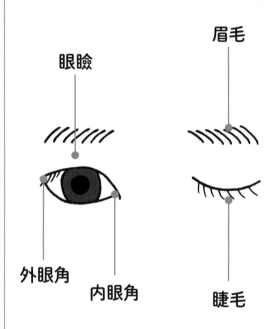

眉毛

眼瞼

外眼角

内眼角

睫毛

まゆげ → 眉毛（びもう）

まぶた → 眼瞼（がんけん）

まつげ → 睫毛（しょうもう）

目尻 → 外眼角（がいがんかく）

目頭 → 内眼角（ないがんかく）

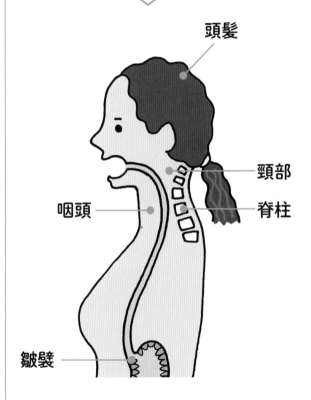

上半身

頭髮

頸部

咽頭

脊柱

皺襞

髪の毛 → 頭髪（とうはつ）

首 → 頸部（けいぶ）

のど → 咽頭（いんとう）

背骨 → 脊柱（せきちゅう）

ひだ、しわ → 皺襞（しゅうへき）

全身

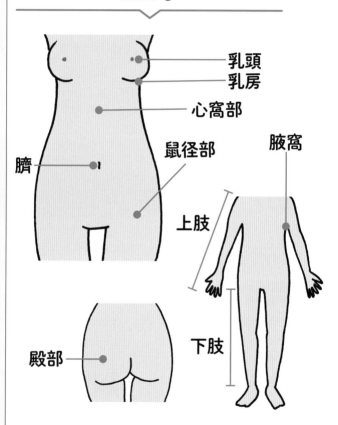

乳頭

乳房

心窩部

鼠径部

腋窩

臍

上肢

下肢

殿部

乳首 → 乳頭（にゅうとう）

ちぶさ → 乳房（にゅうぼう）

みぞおち → 心窩部（しんかぶ）

へそ → 臍（さい）

足の付根 → 鼠径部（そけいぶ）

腕 → 上肢

足 → 下肢

脇の下 → 腋窩（えきか）

尻 → 殿部（でんぶ）

手

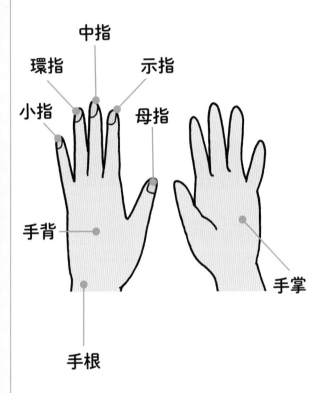

中指

環指　示指

小指　母指

手背

手掌

手根

てのひら	→	手掌（しゅしょう）
手首	→	手根（しゅこん）
手の甲	→	手背（しゅはい）
親指	→	母指（ぼし）（第一指）
人差し指	→	示指（じし）（第二指）
中指	→	中指（ちゅうし）（第三指）
薬指	→	環指（かんし）（第四指）
小指	→	小指（しょうし）（第五指）

足

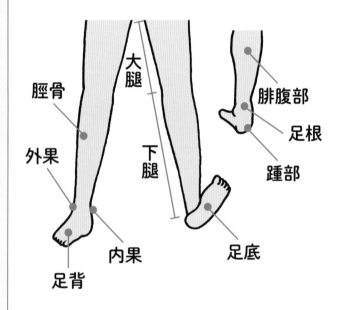

脛骨

大腿

腓腹部

外果

足根

下腿

踵部

内果

足底

足背

すね	→	脛骨（けいこつ）
足の裏	→	足底（そくてい）
ふともも	→	大腿（だいたい）
膝から足首	→	下腿（かたい）
足首	→	足根（そっこん）
くるぶし（内側）	→	内果（ないか）
くるぶし（外側）	→	外果（がいか）
足の甲	→	足背（そくはい）
ふくらはぎ	→	腓腹部（ひふくぶ）
かかと	→	踵部（しょうぶ）

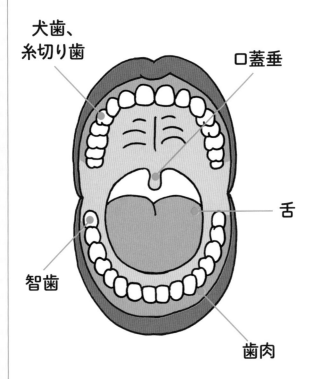

犬歯、
糸切り歯

口蓋垂

舌

智歯

歯肉

八重歯 → 犬歯、糸切り歯
_{けんし　いときりば}

のどちんこ → 口蓋垂
_{こうがいすい}

親知らず → 智歯
_{ちし}

べろ → 舌
_{した}

歯ぐき → 歯肉
_{しにく}

Part-2

医療用語

青い

- （爪が）青い＝チアノーゼ
- （顔が）青い＝顔面蒼白（そうはく）
- （お尻が）青い＝蒙古斑（もうこはん）
- 青（あざ）＝母斑（ぼはん）

例文
- 顔面蒼白、口唇・爪床色（こうしん）（そうしょうしょく）チアノーゼあり。

解説

チアノーゼは血液中の酸素不足が原因。チアノーゼがみられたら低酸素血症や末梢循環不全などが考えられる。チアノーゼは毛細血管が豊富な口唇、爪床、耳介、四肢末端にみられる。

赤い

- （顔が）赤い＝紅潮（こうちょう）
- （尿が）赤い＝血尿
- （皮膚が）赤い＝発赤（ほっせき）

血液の赤色を見分ける

血液には動脈血と静脈血がある

鮮紅色（せんこうしょく）	鮮やかな紅色。動脈血にみられる
暗褐色（あんかっしょく）（あずき色）	黒みがかった赤色。静脈血にみられる

例文

- 出血あり、鮮紅色を呈す。
- 吐血あり、暗褐色を呈す。
- 紅潮がみられる。
- 発赤がみられる。

［参考］　折り込み－カラー資料「血液」

あかぎれ

亀裂性湿疹
（きれつせいしっしん）

例文

● 両手掌に亀裂性の湿疹あり、疼痛（とうつう）の訴えあり。

［参考］　折り込み－カラー資料「あかぎれ（亀裂性湿疹）」

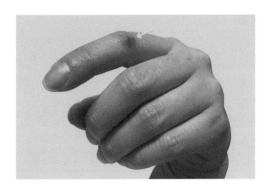

症状がでてしまった背景を考え、できるケア
は何か考えてみよう

36

（皮膚が）赤くなる

発赤
ほっせき

例文

● 創部周囲に発赤あり。

解説

皮膚や粘膜の一部が充血して赤くなった状態をいう。

[参考] p.174「発熱」

炎症などによって起こるよ。褥瘡（p.157）
とは区別されるから気をつけよう

赤ちゃん

↓

乳児
にゅうじ

例文

- 乳児の哺乳量を確認する。
- 乳幼児の発達段階を踏まえた看護を行う。

あくび

欠伸
けっしん

例文

● 欠伸、頻回にあり。

病気が原因で出現する場合もあるので、ほかの症状も観察しよう

間違いやすい漢字：欠神発作

小児てんかんの症状の一つに「欠神発作」というものがあり、このときの漢字は「伸」でなく「神」を用いる。

あせも

汗疹
（かんしん）

例文

● おむつ着用のため、鼠径部（そけい）に汗疹あり。

分類	
水晶様汗疹	白い小さな水ぶくれのような汗疹。かゆみはみられない
紅色汗疹（こうしょく）	赤くブツブツとした汗疹で、かゆみを伴う

発汗が主な原因となるよ。発症を予防するため、皮膚を清潔に保とう

汗をかく

発汗
<small>はっかん</small>

> 例文

● 発熱のためか、発汗多量にあり。

● 発汗による皮膚障害がないか確認する。

[参考]　p.174「発熱」

発熱など、ほかの症状も併せて観察し、患者さんの状況を考えよう。発汗をそのまましておくと皮膚に影響を与えるので、速やかに対処しよう

（からだが）熱い

熱感
（ねっかん）

例文

● 体温上昇のため、熱感あり。

解説

全身または炎症のある局所に感じられるほてり。

[参考] p.43「体熱感」
　　　 p.174「発熱」

熱感は第三者からも観察することができるよ。
直接患者さんのからだに触って確認しよう

（からだが）熱く感じる

体熱感
たいねっかん

例文

● 発熱があるためか、体熱感の訴えあり。

解説

自らのからだが熱っぽい感覚。

［参考］ p.42「熱感」
p.174「発熱」

熱感（p.42）が客観的にも観察できるのと異なり、体熱感は患者さん本人が熱っぽく感じているときに用いるよ

厚くなる

肥厚
ひ こう

例文

● 患部が肥厚する。

● 肥厚している爪の切り方を指導する。

解説

一定箇所への持続的な刺激などにより組織が増殖し、
腫れたり厚みを増した状態。
は

［参考］ 折り込みーカラー資料「厚くなる（肥厚）」

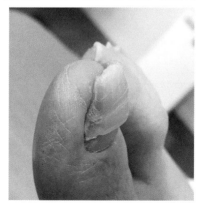

圧力を取り除く

除圧
じょあつ

例文

- 褥瘡予防のため、除圧する。
じょくそう
- 除圧を目的とした体位変換を行う。

解説

体位変換などにより、からだの一か所にかかっていた圧力を軽減すること。

[参考] p.157「褥瘡」

からだの一部に不要な圧がかかると、患者さんに健康障害が起こりやすいよ。なかでも褥瘡（p.157）には気をつけよう

穴が開く

穿孔
せんこう

例文

● 胃穿孔のため、腹部痛が強い。

● 穿孔を起こした場合、手術が検討される。

解説

臓器の一部に孔(あな)が生じ、臓器外の部分と通じること。

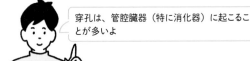

穿孔は、管腔臓器(特に消化器)に起こることが多いよ

誤って飲み込む

誤飲／誤嚥
ご いん　　ご えん

例文

● 小児がコインを誤飲した可能性がある。

解説

誤飲は食物以外の物を飲み込んでしまった状態。

例文

● 誤嚥予防のため、体位を整える。

● 唾液の誤嚥が考えられる。

解説

誤嚥は飲食物や唾液が誤って気管に入り込んでしまった
状態。

誤飲と誤嚥で注意したいこと

誤飲は成人では義歯（入れ歯）や薬剤、乳幼児では洗剤、タバコ、
ボタン、化粧品などが多い。誤嚥は肺炎の原因にもなり、高齢
者の誤嚥性肺炎は死因としてとても重要である。

洗う

洗浄
せんじょう

例文

- 患者さんに合わせた洗浄方法を選択する。
- 陰部洗浄を行う。

女性の陰部洗浄では、逆行性感染を予防するため、尿道口、腟口、小陰唇を上から下に向けて洗うよ

歩き方が偏っている

跛行
は こう

あ

か

さ

た

な

は

ま

や

ら

わ

例文

- 片麻痺があるため、跛行あり。
かたまひ・へんまひ

解説

歩行異常の一種。片足を引きずって歩く状態。

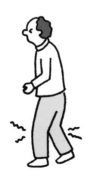

49

歩き回る

徘徊
<small>は い か い</small>

例文

- 夜間徘徊あり。
- 徘徊のリスクを減らす対策を検討する。

解説

主に屋外をあてもなく歩き回ること。認知症の患者に
みられることがある。

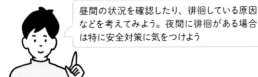

昼間の状況を確認したり、徘徊している原因
などを考えてみよう。夜間に徘徊がある場合
は特に安全対策に気をつけよう

息苦しい

呼吸苦／呼吸困難

例文

- 労作後の呼吸苦の訴えなし。
- 臥位で呼吸困難を訴えたため、からだを起こして起座位にした。

[参考] p.134「喘鳴」

呼吸困難で考えられる疾患

肺での換気減少	気管支喘息、肺炎、肺気腫など
心機能低下による肺うっ血	うっ血性心不全、弁膜症など
ストレスなどによる呼吸過多（吸い込みすぎ）	過換気症候群など
そのほか	貧血、アシドーシス、頭蓋内圧亢進による呼吸中枢の興奮

いきむ

怒責
ど せき

例文

● 血圧上昇防止のため怒責しないように指導した。

解説

排便や出産などの際、下腹部に力を入れること。

［参考］ p.215「便秘」

怒責する力が強いほど血圧や心拍数に影響を与えるので、要注意！

意識がない

意識障害
<ruby>意<rt>い</rt></ruby><ruby>識<rt>し</rt></ruby><ruby>障<rt>き</rt></ruby><ruby>害<rt>しょうがい</rt></ruby>

例文

● 薬物過剰使用により昏睡状態となった。

● 意識障害あり、JCS にてⅢ－ 300。

[関連語] **意識がなくなる / 気絶する**

失神する

[参考] p.262「資料集―表　JCS（ジャパン・コーマ・スケール）」

p.263「資料集―表　GCS（グラスゴー・コーマ・スケール）」

意識障害のレベル

昏蒙、昏洣、傾眠、嗜眠	軽度の意識障害。外部刺激に反応するが、すぐに深い眠りに入ってしまう状態
昏眠	中度の意識障害。かなり強い外部刺激にしか反応しない
昏睡	最も重度の意識障害。意識が完全に消失した状態

痛い・痛み

疼痛がある・疼痛
とうつう

例文

● 下肢に疼痛あり。

> **解説**
> 痛みの種類によってからだの状態が伝わりやすくなるため、どのように痛いかを患者に確認することが重要。

[参考] p.261「資料集―表 疼痛スケール（VAS、NRS、FRS）」

種類	
自発痛	刺激がないときでも起こる痛み
圧痛	圧迫されることで起こる痛み
鈍痛	漠然とした鈍い痛み
激痛	刺すような激しい痛み

[関連語] ## 傷の痛み

創痛
そうつう

手術などによる損傷に伴うもの。
（例：術後の創痛がある）

痛みをなくす

除痛／鎮痛

じょつう／ちんつう

例文

- 除痛を目的として、鎮痛薬を投与する。
- 鎮痛作用をもつ薬剤。
- 痛みに対し、マッサージによる除痛を試みた。
- 鎮痛剤を投与した後、疼痛が軽減。
- 除痛のため、温罨法を実施する。

除痛は「患者の痛みをなくすこと」そのものをいうよ。鎮痛はそのための手段として痛みを鎮めることをいい、主に薬によって痛みをなくすことを指すよ

いぼ

疣贅
（ゆうぜい）

例文

● 手指に疣贅あり。

【参考】 折り込み－カラー資料「いぼ（疣贅）」

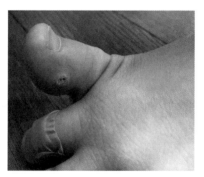

疣贅に似た疾患として、胼胝や鶏眼などが
あり、治療法が異なるよ

イライラする

焦燥感
しょうそうかん

例文

● 焦燥感のためか、時々怒りを表すことあり。

● 気分の落ち込みのほか、不安・焦燥感を認める。

解説

焦ったり、何かに急き立てられるような気持ちで、不安感などとともに精神科患者にみられることが多い。

焦燥感のある患者さんは、ペースに合わせて話を聞いたり、様子を見たりしよう

入れ歯

義歯
（ぎし）

例文

- 義歯の手入れを行う。

義歯は患者さんの飲食の満足感にかかわる物品。上手に使えているか、どのように扱ったかが重要になるよ

義歯の取り扱い

ティッシュでくるんである義歯を誤って捨ててしまうなどの事故もあるので、ベッドサイドでは充分気をつける。

いんきんたむし

<ruby>頑癬<rt>がんせん</rt></ruby>

例文

- <ruby>白癬菌<rt>はくせんきん</rt></ruby>の<ruby>罹患<rt>りかん</rt></ruby>によって陰部に頑癬あり。

解説

白癬菌によって引き起こされる皮膚病で、股間や陰部にできる。

[参考] p.132「頭部白癬」

p.224「汗疱状白癬」

白癬菌はカビの一種で、爪に感染した状態を「爪白癬（爪みずむし）」というよ

コラム 医療安全に関する基礎知識

● 医療にかかわる場所で起こる人身事故全般を**医療事故**という。

● 医療事故の原因に医療機関、医療従事者の過失がある場合を**医療過誤**という。

● 患者の健康を害する可能性のある事態が起こったが、医療事故未遂となった状況を**インシデント**、または**ヒヤリ・ハット**という。

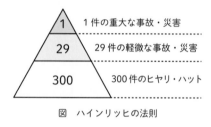

1	1件の重大な事故・災害
29	29件の軽微な事故・災害
300	300件のヒヤリ・ハット

図　ハインリッヒの法則

インシデントを起こした際は、原因を突き止め再発防止策をとるためにインシデントレポートを作成するよ

うおのめ

鶏眼
けいがん

例文

● 足底に鶏眼あり。
そくてい

解説

足底、指などの皮膚が長期的に圧迫されることによる
限局性の角質増殖によって、皮膚が固くなる。

[参考] 折り込みーカラー資料「魚の目（鶏眼）」

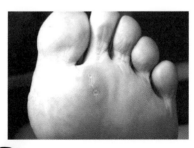

胼胝（たこ、p.140）と違って、角質が円錐
べんち   えんすい
状になって皮膚の奥まで食い込むから、歩く
と痛みを感じるよ

うがい

含嗽
（がんそう）

例文

- 口腔・咽頭粘膜（こうくう・いんとう）の洗浄などの目的で含嗽を行う。
- 含嗽剤を用いる。

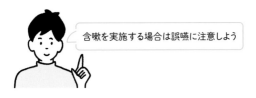

含嗽を実施する場合は誤嚥に注意しよう

受け入れる

受容
じゅよう

例文

● 障害受容のプロセスが重要である。

● 相手の気持ちを受容する。

解説

患者の心理に対する全面的な肯定で、信頼し尊重しようとする共感的な態度をいう。

受容は心理療法では基本的かつ普遍的な技術で、看護における患者さんとのかかわりにも生かされているよ

うちみ

挫傷
<small>ざ　しょう</small>

例文

● 挫傷部位に皮下出血あり。

● 交通事故による脳挫傷が考えられる。

解説

打撃や圧迫などによる打撲傷、皮下損傷などで出血を
伴わない損傷。

脳挫傷は頭部への強い衝撃などによる
脳そのものへの「うちみ」のことだよ

訴え

愁訴／主訴

例文

● 不定愁訴あり。

解説

臓器の障害や疾患に見合う所見が乏しい漠然とした自覚症状のことを、特に「不定愁訴」という。

例文

● 患者の主訴は不眠である。

解説

患者の主な訴えのことは主訴という。

うとうとしている

傾眠
けいみん

例文

● 患者は傾眠傾向にある。

解説

周囲から刺激があれば覚醒するがすぐに意識が混濁する、うとうとしていて睡眠に陥りやすい状態。

[参考] p.39 「欠伸」

p.53 「意識障害」

薬の副作用などでも傾眠傾向がみられる場合があるよ

うみ

⌄

膿／膿汁
（のう）（のうじゅう）

例文

● 創部より膿汁の滲出あり。
（しんしゅつ）

［関連語］ **膿瘍**
（のうよう）

⌄

組織が破壊されて生じた隙間に膿が溜まった状態。
（例：皮膚に膿瘍あり）

膿は主に白血球と血清からできているんだよ

X脚

外反膝
（がいはんしつ）

例文

● 外反膝変形をきたしている。

解説

膝関節を境に下腿が外側へ曲がっている状態。

[参考] p.69「内反膝」

変形性膝関節症などによって足が変形して
しまう場合があるよ

O脚
<small>∨</small>

内反膝
<small>ない はん しつ</small>

例文

● 内反膝変形をきたしている。

解説

両膝が外側へ曲がっている状態。

[参考] p.68「外反膝」

変形性膝関節症などによって足が変形してしまう場合があるよ

起きる・目が覚める

覚醒
（かくせい）

例文

- 夜間覚醒を確認した。
- 声をかけると覚醒する。
- 日中の覚醒を促すアプローチを行う。

せん妄予防のため、入院中は生活リズムを整え
日中の覚醒を促すなどのケアを行うことがあるよ

おたふくかぜ

流行性耳下腺炎
りゅうこうせいじかせんえん

例文

● 耳下腺炎腫脹がみられるため、流行性耳下腺炎を疑う。

解説

ムンプスウイルスによる急性感染症。飛沫感染によって咽頭、眼から侵入し、顔の腫れ、発熱、嚥下時などの痛みが現れる。潜伏期は2～3週間。

幼児期から学童期にかけて感染することが多いよ

お腹が鳴る

腹鳴
（ふくめい）

例文

● 腸蠕動亢進のためか、腹鳴が著明である。
（ぜんどうこうしん）

解説

消化管内のガスや空気と分泌物が、腸蠕動によって混じり合いゴロゴロ、ぐるぐると音が鳴ること。

腸蠕動音のアセスメント

正常	5〜15秒ごとに聞こえる
減少	1〜3分聞こえない
消失	5分聞こえない
亢進	1分間に35回以上聞こえる

お腹が張る

腹部膨満
ふ　く　ぶ　ぼ　う　ま　ん

例文

● 腹水の増加により、腹部膨満感が著明である。

解説

胃腸管内容物やガスの充満、臓器の腫脹や肥大、腹腔内の水分貯留（腹水）などによって腹部が張ること。

	原因
腹水の場合	腹膜の腫瘍・炎症、全身の循環障害、腎機能の低下、低たんぱく血症による血漿膠質浸透圧低下など
鼓腸の場合	消化管穿孔、ガスの発生、腸内ガス通過障害など

［参考］　p.210「膨満／膨張」

おりもの

帯下(たいげ)/こしけ

例文

- 血性帯下あり。
- ヨーグルトのような帯下がみられる。

解説
腟外に出た性器分泌液。

主な膣炎でみられるおりものの変化

カンジダ症	ヨーグルト、またはチーズの粕(かす)状
膣トリコモナス症	黄色、泡立ちがみられる場合あり
細菌性膣炎	灰色で魚のような強いにおいがある

顔が白い

顔面蒼白
（がんめんそうはく）

例文

● 顔面蒼白、眩暈（げんうん）あり。

[参考] p.34「青い」
　　　 p.152「冷感」
　　　 p.156「動悸」

原因は様々だけど、血圧変動、四肢冷感、
動悸の観察を経時的にしよう

顔つき

顔貌
（がんぼう）

例文

- 顔貌苦痛様、疼痛（とうつう）あり。
- ステロイド薬の副作用による満月様顔貌がみられる。

満月様顔貌はムーンフェイスやクッシング様顔貌ともよばれるよ。クッシング様顔貌とよばれる理由は、クッシング症候群による症状の代表的なものだからだよ

かき混ぜる

あ

か

さ

た

な

は

ま

や

ら

わ

振盪
しん とう

例文

● 濃厚赤血球を振盪保存する。

解説

ただかき混ぜるのではなく、激しく振り動かすこと、揺り動かすことをいう。

掻く、引っ掻く

掻破
<ruby>掻破<rt>そう は</rt></ruby>

例文

- 掻破傷あり。
- 下肢に掻破<ruby>痕<rt>こん</rt></ruby>多数あり。

解説

掻爬と書くこともある。掻破した痕を掻破痕という。

[参考] p.199「掻破傷／掻創」

掻破痕がある場合、何らかの症状があったと
考えられるので、患者さんの状況を確認しよう。
記録や報告の際には、瘙痒感の程度や皮膚
乾燥なども情報収集しよう

かけ離れること

解離
かいり

例文

● 解離性健忘が疑われる。

● 解離性障害がある。

● 大動脈解離の所見がみられる。

解説

精神障害としての解離は、思考や感情、記憶、意識などが分断されたように感じる状態のこと。

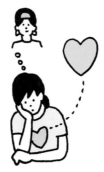

思考・感情・意識などを
バラバラに感じる状態

かさぶた

痂皮 <small>か ひ</small>

例文

● 創傷部が痂皮化している。

[参考] p.97「創傷」

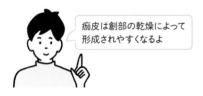

痂皮は創部の乾燥によって
形成されやすくなるよ

硬くなる

硬直
こうちょく

例文

● 項部硬直がみられる。

● 死後硬直が始まる。

解説

医療用語では、筋肉が持続的に収縮し、柔軟性のないことを指すことが多い。

[参考] p.87「拘縮」

項部硬直は、髄膜炎などの際にみられる髄膜刺激症状の一つで、後頭部、項部（首の後ろ）の筋肉に持続的な収縮が起こり反射的に緊張して抵抗が生じるよ

噛み傷

咬創／咬傷
こうそう／こうしょう

例文

● ヘビによる咬傷を確認した。

〔参考〕 p.97「創傷」

日本でのヘビ咬傷の被害はマムシによるものが多く、咬まれた部位付近の急激な腫れが特徴的だよ

噛み砕く

咀嚼
そ しゃく

例文

● 咀嚼力が衰えている。

● 咀嚼時の口の動きを確認する。

● 咀嚼機能に合わせた食事を提供する。

[参考] p.47「誤飲／誤嚥」

咀嚼機能が衰えると誤嚥をしやすくなってしまうよ

かゆみ

瘙痒感
（そうようかん）

例文

● 発疹あり、瘙痒感が強い。

[参考] p.78「掻破」
　　　　p.199「掻破傷／掻創」

原因	
物理的刺激	温度、湿度、電気、機械的刺激など
化学的刺激	ヒスタミン、たんぱく質分解酵素、尿酸など
心理的刺激	神経症、ストレス

患者さんが瘙痒感を訴える場合は、皮膚の清潔や乾燥防止、保護のほか衣服の調整、爪切り、冷罨法（れいあんぽう）などを実施しよう

からだを洗う

沐浴
もくよく

例文

- 新生児の沐浴を行う。
- 家族への沐浴指導を行った。

解説

新生児のからだを洗うときに特に使う言葉。

感じにくい

知覚鈍麻
ち　かくどんま

例文

● 両下肢の知覚鈍麻がある。
か　し

解説

神経の圧迫や運動麻痺、しびれなどにより起こる。
ま　ひ

神経や感覚器の異常によって現れるよ。
患者さんが気づかずに外傷や熱傷を負う
原因になるからよく注意しよう

関節が動かせない

拘縮
<small>こうしゅく</small>

例文

- 関節拘縮あり。
- 拘縮により、可動域制限がみられる。

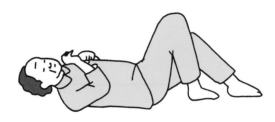

麻痺によって筋肉が縮まったり、身体を動かさずにいることで筋肉の柔軟性が失われて起こるよ

関節の動く範囲

関節可動域
かんせつかどういき

例文

● 関節可動域の確認を行う。

● 関節可動域を広げるため、リハビリテーションを行う。

[参考] p.264〜267「資料集一表　上肢の関節可動域、
下肢の関節可動域」

現在動く範囲を示したり、リハビリテーションの目
標の目安にするよ

関節がはずれる

脱臼
だっきゅう

例文

● 脱臼予防のため、危険肢位を取らないように指導する。

人工関節への置換術といった治療後は、体位によって脱臼しやすくなっているので気をつけよう

管を入れる

挿管
（そうかん）

例文

- 気管内挿管を緊急に行う。
- 挿管の介助を行う。

解説

心肺蘇生や人工呼吸管理時、気道を確保するために気管チューブを挿入すること。

[参考] p.91 「抜管」

実際に挿管を行うのは主に医師だけど、看護師もスムーズに介助を行えるよう、手順や方法をしっかり理解しておく必要があるよ

管を抜く

抜管
ばっかん

例文

- 不穏あり、自己抜管する。
  ふ おん
- 抜管後の合併症の有無を確認する。

解説

主に気管チューブを抜くこと。不穏や認知症などがあり、許可なく自力で管を抜いてしまうことを自己抜管という。

[参考] p.90「挿管」

不穏とは

不穏とは、患者の突然の興奮状態を指す言葉である。

黄色い

- **黄疸**＝（皮膚が）黄色い
- **黄染**＝（皮膚や目が）黄色い

例文

- 濃縮尿、黄褐色で少量あり。
- 粘膜の黄染がみられる。

尿の観察では、色のほかに浮遊物があるかどうかも確認しよう。また、「淡黄色」は「たんおうしょく」とも「たんこうしょく」とも読むよ

尿の色の見分け方

淡黄色 たんこうしょく	薄い黄色
黄褐色 おうかっしょく	濃い黄色

〔参考〕 折り込みーカラー資料「尿」

消える

消退
しょうたい

例文
- 発疹が消退する。
ほっしん

[参考] p.37「発赤」

褥瘡の初期にみられる所見として、指などで押した後消退しない発赤というものがあって、ここでは、血流の障害が起きている可能性があるよ

着替え

更衣
こう い

例文

● 更衣の一部介助を行う。

更衣介助を行うとき、患者さんに麻痺や痛み
ま ひ
がある場合は「脱健着患」の原則に従おう。
だっけんちゃっかん
文字どおり、脱ぐときは健側から、着るときは
患側からという意味だよ

効き目・効果がある

奏効
（そうこう）

例文

● リハビリテーションが奏効して可動域が広がった。

奏効と似た言葉に「奏功」があるね。「功を
奏する」と同じで、目標どおりの成果が上が
るという意味だよ

聞こえにくい

聴覚障害（ちょうかくしょうがい）／難聴（なんちょう）

例文

- 聴覚障害あり、筆談を実施する。
- 高音性難聴があるので、話す声のトーンを配慮する。

聞こえが良い側から話しかけたり、筆談やジェスチャー（身振り手振り）、正面から口の動きが見えるようにゆっくりと会話するなど工夫しよう

難聴の分類

分類	原因	疾患など
伝音性難聴（でんおんせい）	音の聞こえ自体が悪くなる	外耳疾患、中耳疾患（中耳炎や耳硬化症など）
感音性難聴（かんおんせい）	音の聞こえ自体は問題ないが言葉が不明瞭に聞こえる	突発性難聴、メニエール病、騒音性難聴、老人性難聴など

傷・けが

創傷
<ruby>創傷<rt>そうしょう</rt></ruby>

例文

● 創傷部滲出液なし、出血なし。
<ruby>滲出<rt>しんしゅつ</rt></ruby>

解説

外傷あるいは手術や処置による組織損傷。

傷の種類

刺創 <ruby>しそう<rt></rt></ruby>	先端の尖ったものが刺さることによって生じる傷
挫創 ざそう	打撃や圧迫などによって皮膚が破れ皮下組織が断裂した状態で、出血を伴う損傷
咬創 こうそう	咬まれてできた傷
切創 せっそう	鋭利な刃などで切ったときに生じる傷

[参考] p.64「挫傷」

p.82「咬創／咬傷」

p.104「切創」

p.121「刺創」

p.133「擦過傷」

傷跡

瘢痕
はんこん

例文

● 既往歴の熱傷の瘢痕あり。

解説

組織の欠損部に増殖した肉芽組織が古くなって線維化
したもの。

治療が必要かそうでないのか、考えることも
大切だね

傷が開く

離開
りかい

例文

● 創部離開の有無を観察する。
そうぶ

解説

創部離開は、手術後に縫い合わせた創が開くことである。

傷口がふさがる

癒合
ゆ ご う

例文

だいたいこつけい ぶ
● 大腿骨頸部骨折は骨癒合しにくい。

そう ぶ
● 術後創部の癒合不全などが起こる可能性がある。

解説

癒合不全は癒合がうまくいかなかったときに用いる言葉。

傷つける

侵襲
<small>しんしゅう</small>

例文

● 侵襲性の高い検査を行う。

解説

診断または治療のために必要な、恒常性を乱す可能性のある医療行為による刺激全般。また外傷や感染症など。

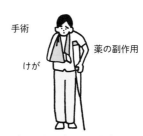

手術

薬の副作用

けが

正常な状態を脅かす刺激全般

医療行為による刺激には、薬物の投与や注射、手術などが含まれるよ

気絶

失神
しっしん

- 起立性低血圧による失神の危険性がある。
- 失神の前兆が現れた場合の対処を指導する。

解説

血圧の異常な低下などにより、脳血流が不足して引き起こされる意識の消失。

[参考] p.53「意識障害」

気持ち悪い

悪心おしん／嘔気おうき

例文

- 嘔気あり、嘔吐無し。
- 薬の副作用による悪心が考えられる。

[参考] p.185「嘔吐」

悪心／嘔気がある場合、その後に
嘔吐があったか確認しよう

切り傷

切創
せっそう

例文

- ガラス片による切創がみられる。
- 針刺し・切創事故の予防策を考える。

［参考］ p.97 「創傷」

針刺し・切創事故

患者の血液が付着した器具で医療従事者が負傷する事故で、血液を介しての病原体の感染リスクが問題となっている。

口が渇く

口渇
<small>こうかつ</small>

例文

● 口渇のため、多量に飲水する。
<small>いんすい</small>

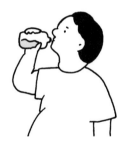

水分不足だけでなく、薬の副作用によるものもあるので、要注意

口のにおい

口臭
こうしゅう

例文

● う歯のため口臭がある。
し

病気によって口臭が強まる場合もあるため、アンモニア臭や魚のような臭いなど、通常とちがう臭いには注意しよう

唇や爪が紫色になる

チアノーゼ

あ

か

さ

た

な

は

ま

や

ら

わ

例文

● 四肢冷感、チアノーゼあり。

解説

毛細血管などの酸素飽和度が減少することで、皮膚や粘膜が紫色になった状態。唇や爪にみられる。

[参考] p.152「冷感」
　　　 p.153「爪床色」

くぼみ・へこみ

陥没
かんぼつ

例文

- 創部陥没あり。
そう ぶ
- 陥没乳頭による授乳困難。

苦しみうめく

呻吟
しんぎん

例文

● 疼痛のため呻吟あり。
とうつう

解説

呼気時に声門を締めて気道内圧を維持することで、肺胞の虚脱を防ごうとする反応。うなるような呼吸音が聞かれる。

あ

か

さ

た

な

は

ま

や

ら

わ

詳しく調べる

精査
せいさ

例文

- 精査目的により入院となる。
- 検診で要精査と結果が出た。
- 症状の原因を精査する必要がある。

「精査」は単語単体として「詳しく調べること」という意味があるけど、「精密検査」を略した言葉としても使われるよ

げっぷ

曖気／おくび

<small>あい き</small>

例文

- 食後に曖気あり。
- 曖気が頻発する。

胃や十二指腸に重大な病気を抱えている場合、頻繁に発することもあるので注意しよう

下痢

瀉下(しゃか)

例文

● 瀉下により腹痛あり。
● 瀉下作用のある薬剤。

[参考] 折り込みーカラー資料「便」

主な原因

原因	説明
分泌性下痢	細菌感染などが原因で、腸管壁からの水分分泌が亢(こう)進(しん)して起こる
水分の吸収低下	腸管に高浸透圧の物質がある、もしくは腸粘膜の傷害による水分吸収不良
消化管運動の低下	腸管の運動が異常に亢進して、内容物の水分が十分に吸収されないことで起こる

声がかすれる

嗄声
<ruby>嗄<rt>さ</rt></ruby><ruby>声<rt>せい</rt></ruby>

あ

か

さ

た

な

は

ま

や

ら

わ

例文

- 声帯に炎症あり、嗄声を認める。
- 気管チューブ挿管に伴い嗄声が現れる可能性を説明する。

［参考］ p.90「挿管」

声帯の炎症や、甲状腺の病気（橋本病）でも起こるよ

氷まくら

氷枕
ひょうちん

例文

● 発熱に対し、氷枕を使用する。

解説

水や氷などを入れるように作られたゴム製の枕。

氷枕を行うときは、肩が冷えないよう頭部だけに当たるようにしよう

濃くなる

濃縮
<small>の う しゅく</small>

例文

● 濃縮尿がみられる。

解説

液体の濃度が上がること。

〔参考〕 p.92「黄色い」

こしけ

おりもの／帯下（たいげ）

例文

- 血性帯下あり。
- ヨーグルトのような帯下がみられる。

解説

膣外に出た性器分泌液。

[参考] p.74「帯下／こしけ」

主な膣炎でみられるおりものの変化

カンジダ症	ヨーグルト、またはチーズの粕状
膣トリコモナス症	黄色、泡立ちがみられる場合あり
細菌性膣炎	灰色で魚のような強いにおいがある

言葉がわからない

言語障害
<small>げんごしょうがい</small>

あ
か
さ
た
な
は
ま
や
ら
わ

例文

- 言語障害があり、意思疎通が困難である。
- 言語障害の重症度を判断する。

言語障害の分類

失語症	言語中枢の障害によって起こる。失語症のタイプによって「聞く・話す・読む・書く」のいずれか、または複数の能力が障害される
構音障害 <small>こうおん</small>	麻痺や筋障害などで発声がうまくできない <small>まひ</small>
言語発達遅延	先天性の難聴や脳性麻痺のほか、後天的な原因としては認知症、意識障害等によりみられる言語障害

転げ落ちる

転落
てんらく

例文

- 転倒・転落予防策を検討する。
- 治療や薬の影響によって転倒・転落の危険性がある。

解説

転倒・転落はセットで使うことが多い言葉。

[参考] p.119「転倒」

転ぶ

転倒
てんとう

例文

- 転倒予防のため環境整備を行う。
- 転倒のリスクをしっかり認識する必要がある。
- 転倒による外傷の危険性がある。

[参考] p.118「転落」

スリッパなどかかとのない履き物は脱げやすく、転倒の原因になるよ。そのほか、コード類や段差など転倒のリスクになるものには注意しよう

今後の見通し

予後
（よ）（ご）

例文

- 予後の状況を伝える。
- 予後不良である。

解説

病気や手術の後、どの程度回復するかなどについての見通しについて述べるときに用いる。

刺し傷

刺創
しそう

例文

● 腹部に刺創を認める。

● 刺創による臓器損傷。

[参考] p.97「創傷」

刺創は臓器に達したり太い血管を損傷した場合、大量出血によるショック状態に陥る危険性があるよ

刺す

穿刺する
せんし

例文

● 穿刺部の出血の有無を観察する。

解説

ただ刺すだけでなく、体内より液体や細胞・組織を採取する際に用いる言葉。

寒気（ぞくぞくする）

悪寒
<ruby>悪<rt>お</rt></ruby><ruby>寒<rt>かん</rt></ruby>

例文

● 悪寒あり、発熱なし。

[参考] p.174「発熱」

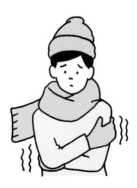

さらさらしている

漿液性

しょうえきせい

例文

● 漿液性の分泌液が少量あり。

● 漿液性のドレーン排液を 200mL 認める。

解説

体液において、粘度の低い様子を表した言葉。ぬるぬるしているのは粘液性。

〔参考〕 p.168「粘液性」

産後の出血

悪露

おろ

例文

● 悪露の状態を確認する。

解説

分娩終了後から産褥期の間に生殖器から排出される分泌物。血液のほか、リンパ液、脱落膜などが含まれている。

[参考] p.126「褥婦」

産後の人

褥婦
じょく ふ

例文

● 褥婦に乳房のケアを行う。

解説

分娩終了から、妊娠前の状態に戻るまでの期間にある女性。

[参考] p.125「悪露」

舌の上の白や黄色い付着物

舌苔
（ぜったい）

例文

- 口腔ケア時に舌苔の確認を行う。

解説

舌の上皮細胞から剥がれ落ちた垢や食べかすなどで発生する、舌表面のコケのような付着物。

口臭や歯（p.231）の原因となることから、口腔（p.19）のケアの際に重要になるよ

しもやけ

凍瘡
とうそう

例文

● 両足指に凍瘡あり。

解説

低温環境で起こりやすい、指先や鼻の先端など末梢器官の循環障害で起こる皮膚病変。凍傷とは異なるので注意。

皮膚が赤く腫れたり、瘙痒感（p.84）を伴うことが多いので、悪化しないようケアすることが大切だね

しゃっくり

吃逆
きつぎゃく

例文

● 食後から吃逆あり。

吃逆は、横隔膜の痙攣によって生じるよ。なか
けいれん
には手術や疾患を原因として数日〜1か月以
上続くものもあり、場合によっては治療すること
もあるよ

出血しやすい

出血傾向／易出血
しゅっけつけいこう／いしゅっけつ

例文

● 出血傾向があるため、打撲に注意する。

● 口腔内は易出血状態である。

出血傾向の原因を把握して、出血の誘因因子を除去できるように援助しよう。環境整備や出血の恐怖などへの精神的援助のほか、感染しやすい状態になっているので感染の予防にも注意しよう

食事を配る

配膳
はいぜん

例文

● 配膳・下膳の援助を計画する。
　　　　げぜん

● 病室へ食事を配膳する。

解説

食事を下げることは下膳という。

あ

か

さ

た

な

は

ま

や

ら

わ

病院での食事は、患者さんに必要な栄養や食べてはいけない食材などを考慮して、その人に合わせたメニューになっているよ。まちがった配膳がないよう、しっかり気をつけよう

しらくも

頭部白癬
とうぶはくせん

例文

● 頭部白癬により瘙痒感あり。
そうようかん

解説

白癬菌が頭部に感染して起こる、現在ではまれな感染症。魚の鱗状の発疹やフケ、脱毛などがみられる。
りんじょう　ほっしん

［参考］　p.59「頑癬」

　　　　　p.224「汗疱状白癬」

すり傷
⌄
擦過傷
さっかしょう

例文

● 転倒のため下肢擦過傷あり。
か し

● 擦過傷の処置を行う。

[参考] p.97「創傷」

あ

か

さ

た

な

は

ま

や

ら

わ

すり傷ができたとき、最近はかさぶたを
つくらず、なるべく傷口を乾かさないよう
にして治す方法も増えているよ

ぜいぜいする

喘鳴
（ぜんめい）

例文

● 喘鳴あり、呼吸苦なし。

● 軽度の喘鳴が認められる。

解説

気道に痰などの分泌物が停滞したり、喘息などにより気道が狭くなった際、空気が気道を通るときに出る音。

〔参考〕 p.51「呼吸苦／呼吸困難」

咳

咳嗽
がいそう

例文

- 湿性咳嗽、喀痰あり。
- 咳嗽の有無を確認する。

[参考] p.146「喀痰」

あ

か

さ

た

な

は

ま

や

ら

わ

胸部痛や腹部痛の有無を確認したり、室内の温度や湿度、体位に気を配ろう。湿性咳嗽の場合は喀痰の性状・量も観察しよう

分類	
乾性咳嗽 かんせい	痰を伴わない咳嗽。煙、温度、ガス、炎症などの刺激で起こる
湿性咳嗽 しっせい	痰を伴う咳嗽。痰など気道の分泌物などで起こる

咳をしずめる

鎮咳
（ちんがい）

例文

- 咳嗽あり、鎮咳薬を投与した。
（がいそう）

- 鎮咳作用のある薬剤。

［参考］ p.135「咳嗽」

咳は原因によっては、安易に止めないほうがいい場合があるよ

背中が丸まっている

円背
えんぱい

例文

● 円背があるので体位の工夫をする。

● 円背を予防するための方法を検討する。

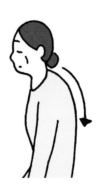

狭くなる

狭窄
（きょうさく）

例文

- 脊柱管狭窄症により下肢のしびれがある。
（せきちゅうかん）
- 大動脈弁狭窄症の進行が考えられる。
- 加齢による脊柱管の狭窄がみられる。

解説

血管や気管、脊柱管など、主に管状のものが狭くなる
際に用いる言葉。

体重をかける

荷重
<small>か じゅう</small>

例文

● 術後１日は荷重を不可とする。
● 下肢への荷重により疼痛が生じる。
<small>とうつう</small>
● 荷重制限をしないリハビリテーションを開始。

解説

術後や産後など、身体への負担が問題となる場面で用いる言葉。

たこ

胼胝
（べんち）

例文

● 足底部（そくてい）に胼胝あり。

解説

圧迫、摩擦などの持続的な刺激により角質が固くなった状態。

[参考] p.61 「鶏眼」

何度も同じ話を聞かされてうんざりしてしまうことを"耳にたこができる"と表現するね

ただれ

糜爛
（び　らん）

例文

● 仙骨部に糜爛あり。
（せんこつ）

解説

潰瘍のなかでも極めて浅いものを指す。粘膜あるいは
（かいよう）
角膜の限定的な欠損。

〔参考〕　p.157「褥瘡」

食べかす

食物残渣
しょくもつざんさ

例文

- 食物残渣があるので、口腔ケアを実施する。
- 食物残渣を除去する。

[参考] p.47「誤飲／誤嚥」

食物残渣は誤嚥性肺炎の原因にもなるから、口腔ケアはしっかり行おう

食べる

摂食／摂取
せっしょく　　せっしゅ

あ

か

さ

た

な

は

ま

や

ら

わ

例文

- 摂食障害の既往歴がある。
- 常食を全量摂取。
  じょうしょく
- 経口摂取を目指す。

解説

「摂食」は、摂食障害という言葉で主に用いられる。

貯まる

貯留
ちょりゅう

例文

● 腹水貯留のため圧迫感あり。

● 気道内分泌物が貯留している。

● 腸内ガスの貯留。

解説

水などが溜まること、溜めること。

［参考］ p.73「腹部膨満」

だるい

倦怠感
けんたいかん

例文

- リハビリ実施し、倦怠感あり。
- 倦怠感を生じる疾患の有無を確認する。
- 倦怠感の程度を把握する。

痰
たん

∨

喀痰
かくたん

[例文]

● 湿性咳嗽および喀痰あり。

● 喀痰の喀出状態を観察する。

[関連語]　痰を取り除く

∨

去痰
きょたん

[参考]　p.135「咳嗽」

自己喀出が、しっかりできているか観察しよう。
喀痰の性状を観察することが大切だよ

痰の種類	
漿液性痰 しょうえきせいたん	サラサラとした透明な痰
粘液性痰	ねばねばとした白っぽい痰
膿性痰 のうせいたん	強いねばり気がある黄色や淡い緑色の痰
血性痰	血の混じった赤褐色の痰

（からだの）力が抜ける

脱力感
<small>だつりょくかん</small>

あ

か

さ

た

な

は

ま

や

ら

わ

例文

● 脱力感があるという訴えがある。

脱力感や疲労感があるときは転倒などの危険性があるので移動動作などに注意しよう

茶色い

褐色
かっしょく

例文

● 色素沈着により皮膚が褐色様になる。

色の見分け方

茶褐色 ちゃかっしょく	やや黒みを帯びた茶色
赤褐色 せきかっしょく	赤みを帯びた茶色
黄褐色 おうかっしょく	黄色みを帯びた茶色

解説

黄褐色は、一般的な便の色を表現する際に用いる。

[参考] 折り込み－カラー資料「便」

血を採る

採血
さいけつ

例文

- 採血検査の結果を確認する。
- 採血を行う。

解説

体内から血液（主に静脈から）を採取すること。

[参考] p.122「穿刺する」
折り込みーカラー資料「血液」

血を吐く

吐血／喀血
（とけつ／かっけつ）

例文

- 吐血（暗赤色）多量あり。
  （あんせきしょく）
- 咳嗽時に喀血あり。
  （がいそう）

解説

吐血は消化器からの出血が口腔を通して吐き出されること。
喀血は呼吸器系からの出血が口腔から吐き出されること。

〔参考〕 折り込み−カラー資料「血液」

吐血／喀血の性状、その際の患者さんの様子などをよく観察しよう

つば

だ えき
唾液

あ

か

さ

た

な

は

ま

や

ら

わ

例文

● 唾液減少により、口腔内が乾燥している。

● 唾液腺マッサージで唾液分泌を促進する。

加齢や薬の副作用で唾液が減少することが
あるよ。口腔内の乾燥は、口腔内の菌繁殖
の原因になるので注意しよう

冷たい

冷感
れいかん

例文

- 四肢冷感あり、チアノーゼなし。
- 足浴により冷感が軽減した。
  そくよく

解説

手足の冷えのことを四肢冷感という。

[参考] p.107「チアノーゼ」

爪の色

爪床色
（そうしょうしょく）

例文

● 爪床色不良、チアノーゼあり。

解説

爪と肉が接している部分の色。

[参考]　p.107「チアノーゼ」

血行の観察で重要となるよ。チアノーゼが現れているときは、血中の酸素が不足しているよ

瞳孔が縮む

縮瞳／瞳孔縮小

例文

● 縮瞳あり。

● 極度の縮瞳を認める。

解説

瞳孔が径 2mm 以下に小さくなること。また縮小した状態。

[参考] p.155「散瞳／瞳孔散大」

瞳孔が開く
⌄
散瞳／瞳孔散大

例文

- 散瞳なし。
- 散瞳検査を行う。

解説

瞳孔が径 4mm 以上に拡大すること。また拡大した状態。

[参考] p.154「縮瞳／瞳孔縮小」

（心臓が）どきどきする

動悸
どう き

例文

- 動悸あり、眩暈なし。
げんうん

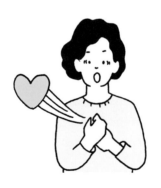

床ずれ

とこ

褥瘡

じょくそう

例文

● 仙骨部に褥瘡 1cm × 1.5cm あり。出血無し。

解説

骨が突出している部位がずれ、摩擦、圧迫などの刺激が続くことでその周辺の皮膚が壊死を起こした状態。

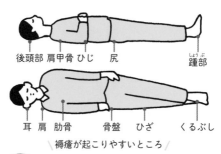

後頭部 肩甲骨 ひじ　　尻　　　　　　　　踵部
しょうぶ

耳 肩 肋骨　　　　骨盤　　ひざ　　くるぶし

＼褥瘡が起こりやすいところ／

低栄養や基礎疾患の有無、加齢などによって発症しやすくなるよ。状況を把握し、除圧や皮膚の清潔を実施して予防しよう

治る

治癒
ち ゆ

例文

● 肺炎の既往歴があるが、現在治癒している。

● 創傷治癒の遅延がみられる。

創傷治癒	
一次治癒	組織の欠損が少なく、大きな瘢痕を残しにくい
二次治癒	組織の欠損が大きく、瘢痕を残しやすい

長引く

遷延
せんえん

例文

- 意識障害が遷延する。
- 遷延性意識障害の患者。
- 遷延する発熱。

解説

遷延性意識障害は、意識障害が遷延化したもので、昏睡が2〜3か月長期に続くもの。
こんすい

泣く・泣き叫ぶ

号泣／啼泣

例文

- 感情失禁にて号泣する。
- 児が不満により啼泣している。

解説

啼泣は、乳児や幼児が泣いている状態を表すときに使用することが多い。

涙があふれる

流涙
りゅうるい

例文

- 両眼より流涙あり。
- 流涙、眼脂が出現。
がんし

いわゆる「涙目」は医学的には「流涙症」
なみだめ
というよ

名を呼ぶ

呼名
こめい

例文

- 呼名に反応あり。
- 呼名反応の消失。
- 呼名と電子カルテによる確認を行った。

[参考] p.53「意識障害」

意識状態の低下がみられたら、呼名反応の有無をしっかり確認しよう

におい

臭気
しゅうき

例文

- 強い臭気があるため、換気を行う。
- 臭気対策を考える。
- 臭気に配慮する。

にきび

尋常性座瘡／面皰

じんじょうせいざそう／めんぼう

例文

● 尋常性座瘡、両頬にあり。

● 面皰がみられる。

皮脂の分泌が多い、顔や胸、背中などによくみられるよ

濁る
にごる

混濁
こんだく

例文

● 意識混濁がみられる。

● 尿の混濁がみられる。

解説

意識混濁は意識障害のひとつで、うとうととして覚醒度の低い状態を指す。

[参考] 折り込み－カラー資料「尿」

尿を取る

採尿
（さいにょう）

例文

- 採尿方法を指導する。
- 採尿における注意点を伝える。

解説
採尿は尿検査で必要になる。

〔参考〕　折り込みーカラー資料「尿」

採尿は、決まった時間に採取するもの、排尿の開始時や開始と終了の中間尿を採取するもの、24時間中のすべての尿を集めるものなどいろいろあるよ

塗る

塗布
とふ

例文

● 軟膏を塗布する。
なんこう

高齢者は皮膚が乾燥しやすく、それによって
摩擦の影響を受けやすいので、保湿クリーム
まさつ
を日頃から塗布するなどしよう

ぬるぬるしている

粘液性
ねんえきせい

例文

● 粘液性痰がみられる。

● 粘液性の唾液分泌あり。

解説

体液において粘度の高い様子を表した言葉。さらさら
しているのは漿液性。

[参考] p.124「漿液性」

ぬるま湯

微温湯
_{び おん とう}

例文

● 洗浄のため、微温湯を準備する。

解説

用途によって温度が異なる。一般には 30〜40℃。陰部洗浄や創部洗浄を行う際は 37〜39℃の湯を用いる。

（しみて）濡れる

湿潤
しつじゅん

例文

● 皮膚湿潤あり。

解説

ただれと同じような意味として用いる。

寝汗

盗汗
とうかん

例文

● 多量の盗汗があり、寝衣交換を行う。
しんい

● 盗汗がみられる。

悪性リンパ腫では、発熱、盗汗、体重減少の3徴候が代表的で、これらを「B症状」というよ

寝支度

イブニング・ケア

例文

● イブニング・ケアとして足浴を実施した。

解説

就寝前や夕方などに患者に対して行われる一連の看護ケア。ベッドメーキング、口腔ケア、寝衣交換（寝間着に交換する）、手浴・足浴（40〜42℃で10分）などがある。

ねじれる

捻転
ねんてん

例文

● 腸捻転のため、急激な腹痛あり。

● 精巣捻転症が疑われる。

腸捻転では、急激な腹痛、悪心・嘔吐が
みられるなど急性の場合、早期の手術療
法が必要だよ

熱が出る

発熱
はつねつ

例文

- 発熱あり、顔面紅潮がみられる。
- 感染症に伴う発熱がみられる。

[参考] p.35「紅潮」
　　　　p.123「悪寒」

分類	
弛張熱 しちょうねつ	1日に1℃以上の差で38℃以上の発熱があり、変動する状態。最低体温でも平熱に戻らない
間欠熱 かんけつねつ	弛張熱のような熱型であるが、最低体温は平熱に戻ることもある
波状熱 はじょうねつ	有熱期と無熱期とが数日の間隔で周期的に繰り返し現れる

ねばねばしている

粘稠
（ねんちゅう）

例文

● 粘稠度が強い喀痰の排出あり。

● 粘稠な喀痰がみられる。

解説

「ねんちょう」と読み間違えやすいので注意。

[参考] p.146「喀痰」

血液の粘稠度が高くなりドロドロになると、
血栓ができやすくなってしまうよ

寝間着・パジャマ

寝衣 しん い

例文

- 寝衣交換の介助を行う。

[参考] p.172「イブニング・ケア」

眠り始める

入眠
にゅうみん

例文

● 入眠障害がみられる。

参考 p.178「就眠／就寝」
p.179「不眠」

睡眠に関する問題

入眠困難	なかなか寝つけない状態
中途覚醒	夜中に度々目が覚めてしまう
早朝覚醒	早朝に目が覚めてしまう
熟眠障害	熟睡できた感じがしない

眠る

就眠／就寝

しゅうみん／しゅうしん

例文

● 訪室時、患者は就眠（就寝）していた。

● 患者の就眠状況を把握する。

解説
床に就くこと。眠っている状態。
とこ

［参考］ p.177 「入眠」

眠れない

不眠
ふ　みん

例文

● 患者が不眠を訴える。

[参考] p.177「入眠」
　　　 p.178「就眠／就寝」

不眠の原因

疾患など	脳障害、中枢神経障害、うつ病、神経症、薬物中毒など
身体的原因	身体的苦痛、運動不足、過労、空腹、カフェインなど
心理的原因	病気への不安、休職・失業、仕事や勉強の遅れなど
環境的原因	騒音、光、温度、におい、時差ボケ、寝具の状況など
治療によるもの	点滴・留置カテーテル、鼻腔・口腔吸引、酸素吸入など

残りかす

↓

残渣
ざんさ

例文

- 口腔内残渣あり。口腔ケアを実施する。
- コーヒー残渣様の吐血がみられる。

［参考］ p.142「食物残渣」

消化管出血などでは、コーヒー残渣様（コーヒーを入れた後の残りかすのような吐物を含んだ血液）がみられることがあるよ

喉が渇く

口渇
こうかつ

例文

- 糖尿病のため、口渇を訴える。
- 口渇感が強い。

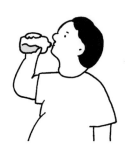

伸ばす

伸展
しんてん

例文

● 膝関節の伸展時に疼痛あり。
しつ　　　　　　　とうつう

● 座位により、肺が伸展しやすくなる。

[参考] p.88「関節可動域」

飲み込む

嚥下
えんげ

例文

● 嚥下機能が低下している。

● 嚥下困難感あり。

[参考] p.47「誤飲／誤嚥」

嚥下機能の低下が誤嚥につながるよ

吐き気

悪心（おしん）／嘔気（おうき）

例文

- 嘔気あり、嘔吐なし。
- 抗がん薬の副作用により悪心・嘔吐がみられる。

解説

吐きたくなるような不快感。

[参考] p.185「嘔吐」

患者さんに悪心／嘔気がある場合、その後嘔吐があったか確認しよう

吐く

嘔吐
おうと

例文

● 胃腸炎のため嘔吐・下痢あり。

[参考] p.184「悪心／嘔気」

吐物の処理は感染防止のためにも手袋を
使用するよ。何を嘔吐したのか観察しよう

はしか

麻疹
<small>ま　しん</small>

例文

● 麻疹ワクチンの接種を行う。

解説

麻疹ウイルスによる感染症。飛沫感染によりウイルスが気道に侵入する。

麻疹の好発年齢は1〜5歳だよ

鼻ごえ

鼻声
_び _{せい}

例文

● 鼻閉のため、鼻声がみられる。
_び _{へい}

● 鼻声の有無を確認する。

[参考] p.189「鼻閉」

原因として副鼻腔炎やアレルギー性鼻炎、鼻かぜ、花粉症などがあるよ

鼻血

鼻出血
び しゅっ けつ

例文

● 鼻出血があったが、現在は止血している。

鼻出血の多くは、キーゼルバッハ部位からの出血なんだよ

鼻づまり

鼻閉
<small>び へ い</small>

例文

● かぜ症状あり、鼻閉感が持続している。

解説

鼻閉は客観的な表現だが、鼻閉感は主観的な表現になる。

［参考］ p.187「鼻声」

p.190「鼻汁」

萎縮性鼻炎のように鼻腔の内部が広くなりすぎても、粘膜が乾燥することで大量のかさぶたができて鼻閉を起こすことがあるよ

鼻水

鼻汁
<ruby>鼻<rt>び</rt></ruby><ruby>汁<rt>じゅう</rt></ruby>

例文

● 黄色鼻汁、多量にみられる。

解説

鼻孔から出る粘液。

[参考] p.187「鼻声」

p.189「鼻閉」

p.191「擤鼻」

鼻をかむ

擤鼻
_{こう び}

例文

● 擤鼻時に耳痛あり。

[参考] p.190「鼻汁」

鼻をかむことで、時々内耳_{ない じ}の器官が傷つくことがあるよ

貼る

貼付
（ちょうふ）

例文

- 腰部痛（ようぶつう）のため、湿布薬を貼付する。
- 貼付部位の水分や汗を取り除く。

貼付薬は、貼りつけた部位から皮膚を通して薬を吸収させる薬だよ

腫れて膨れる

怒張
ど ちょう

例文

● 頸動脈怒張がみられる。

解説

血管などが外側へ向かって盛り上がること。

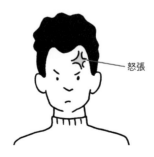

怒張

腫れもの
はれもの

腫瘤
しゅりゅう

例文

● 腹部に腫瘤あり、可動性なし。

● 胸部X線検査で腫瘤を認める。

解説

疾患や打ち身などの影響でからだに生じる皮膚などの盛り上がり。こぶ。

〔参考〕 p.195「腫大／腫脹」

腫れる

腫大／腫脹
しゅだい／しゅちょう

例文

- リンパ節腫大あり、疼痛あり。
- 下腿腫脹あり。
- 腫脹あり、熱感強く発赤あり。

解説

炎症や循環障害などにより、からだの一部が腫れること。腫大より腫脹のほうが使用する頻度は高い。

[参考] p.37「発赤」
p.42「熱感」
p.194「腫瘤」

引き起こす

惹起
じゃっき

例文

● 問題を惹起する。

● 院内感染を惹起しやすい状況にある。

● 炎症惹起作用がある。

ひきつけ

痙攣
けいれん

例文

- 痙攣発作時の対応法を指導する。
- 痙攣による呼吸抑制が生じる。

解説

筋肉が不随意に急激な収縮を起こす現象。

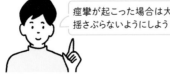

痙攣が起こった場合は大きな声をかけず、揺さぶらないようにしよう

ひきつる

攣縮
（れんしゅく）

例文

● 冠動脈の攣縮による狭心症。

解説

痙攣を起こすこと。皮膚や筋肉が引っ張られること。
冠動脈が攣縮して起こる狭心症は「冠攣縮性狭心症」
という。

引っかき傷

掻破傷／掻創
そう は しょう／そう そう

例文

- 瘙痒感強く、掻破傷多数。
そうよう

- 掻破傷防止のミトン手袋をする。

参考 p.78「掻破」

　　　 p.84「瘙痒感」

　　　 p.97「創傷」

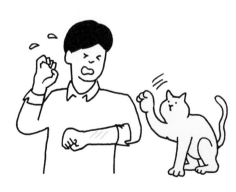

一人暮らし

独居
<small>どっきょ</small>

例文

- 独居のため、退院指導が大切である。
- 独居への不安を感じている。

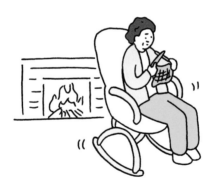

ひび割れ

亀裂

例文

● 皮膚表面に亀裂あり。

解説

硬いものの表面にできる割れ目。

皮膚が黄色い

黄染／黄疸

<small>おうせん　おうだん</small>

例文

● 前胸部に黄染みられる。

解説

体内のビリルビン増加により、眼球結膜や皮膚が黄色
になること。

眼球結膜、口腔粘膜、前胸部、顔面並びに全身
色調の観察は、正確に行うために自然光線下で
実施しよう

原因による分類

溶血性黄疸	赤血球の破壊が亢進することで、間接ビリルビンが増加する
肝細胞性黄疸	肝細胞が障害されることで、直接ビリルビンが増加する（障害が著しい場合、間接ビリルビンのほうが高くなる場合もある）
閉塞性黄疸	胆道系が閉塞することにより、直接ビリルビンが増加する

冷や汗

冷汗
れいかん

例文

● 冷汗あり、衣類の交換を行う。

ショックの 5P

①虚脱、②冷汗、③顔面蒼白、④呼吸不全、⑤脈拍触知不能

病気にかかる

罹患
<ruby>罹<rt>り</rt></ruby><ruby>患<rt>かん</rt></ruby>

例文

- 赤痢に罹患する。
- 感染症の罹患リスクが高い。
- がんの罹患率が高まっている。

「らかん」ではなく「りかん」と読むので注意しよう

病状が非常に重い

重篤
<ruby>重<rt>じゅう</rt>篤<rt>とく</rt></ruby>

例文

● 重篤な状態である。

● 一時重篤化していたが、回復した。

病巣が周りに広がる

浸潤
しんじゅん

例文

● がんが浸潤する。

解説

炎症や悪性腫瘍が、次第に隣接する組織中に侵入して侵していくこと。

病棟を変わる

転室／転棟
てんしつ てんとう

例文

● 経過が良くなったので転棟する。

解説

病室や病棟を移動すること。

病室内で、たとえば廊下側から窓際のベッドに移動することなどは転床というよ。

ひりひりする

灼熱感
しゃくねつかん

例文

- 熱傷のため、患部の灼熱感あり。
- 起床時、胸部に灼熱感あり。

解説

焼けるように熱く、乾いたように痛いと感じる感覚。チクチクする。

拭く

清拭
せいしき

例文

● 全身清拭の準備を行う。

● 清拭により清潔を保つ。

あ

か

さ

た

な

は

ま

や

ら

わ

清拭を行う際には、プライバシーや室内の温度に配慮しよう

膨れる

膨満／膨張
ぼうまん　　ぼうちょう

例文

● 腹部膨満感がある。

● 出血のため膨張している。

解説

いっぱいに膨れ上がること。腹部膨満や胃部膨満など、胃腸が膨らんでしまうときに使うことが多い。

[参考] p.73「腹部膨満」

震え

振戦
しんせん

例文

● 手指の振戦あり。
しゅし

● 安静時振戦がみられる。

● 振戦のある患者への援助を検討する。

解説

筋肉が収縮してからだの一部が不随意に震える現象。

（寒くて）震える

戦慄
せんりつ

例文

● 発熱あり、悪寒戦慄の訴えあり。

解説

悪寒は主観的な感覚で、戦慄は震えているという客観的なものである。

[参考] p.174「発熱」
p.123「悪寒」

ベッドから起きる

離床
りしょう

例文

- 早期離床を促す。
- 離床の必要性を理解してもらう。

解説

術後や疾患の影響による臥床状態から、できるだけ早期に、日常生活動作が可能な状態へ導くために行うことが多い。

[参考] p.214「臥床」

ベッドに寝ている

臥床
（がしょう）

例文

- 長期臥床により機能が低下する。
- 臥床状態での口腔ケア。

〔参考〕 p.213「離床」

便が出ない

便秘
（べんぴ）

例文

● 便秘が改善されない。

● 薬の影響により便秘を生じやすい状態にある。

［参考］　p.216「摘便」

原因による分類

機能性便秘	大腸もしくは直腸の運動能力の低下
器質性便秘	腸の通過障害（腸の癒着、がん、炎症など）
症候性便秘	神経疾患、内分泌疾患、代謝性疾患によるもの
薬剤性便秘	薬剤の副作用によるもの（抗うつ薬、制酸薬、抗コリン薬など）

便を掻き出す

摘便
てきべん

例文

● 排便が4日間ないため、摘便を行う。

解説

腸内に指を挿入し、停滞した糞便を取り除く方法。

[参考] p.215「便秘」

母乳を搾り出す

搾乳 <small>さくにゅう</small>

例文

- 搾乳した母乳を冷凍保存する。
- 搾乳方法の指導を行う。
- 搾乳介助を行う。

搾乳には、手絞りの場合と搾乳器を用いる場合があるよ

曲がっている

彎曲
（わんきょく）

例文

せきつい
● 脊椎が彎曲している。

解説

爪や骨など硬いものが歪んだ状態を表す際、用いることが多い。

[参考] p.137「円背」

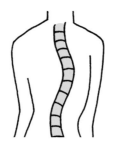

曲げる

屈曲
くっきょく

例文

- 屈曲・伸展運動を行う。
- 輸液ルートの屈曲がないか確認する。

解説

曲がった状態。関節などを折りたたむこと。

[参考] p.87「拘縮」
　　　 p.88「関節可動域」
　　　 p.182「伸展」

まばたき

瞬目
<ruby>しゅんもく</ruby>

例文

● 瞬目反射あり。

解説

瞬目反射は、目や目付近への刺激、突然目の前に物が近づいたとき、大きな音や強い光、くしゃみやせき、嘔吐などの際、まぶたを閉じてしまう反射。

まぶしい

羞明
しゅうめい

例文

- 直射日光にて羞明感あり。
- 羞明症状の訴えあり。

原因は様々あるので、把握しておこう。対策として、環境整備やサングラス・帽子の使用などがあるよ

見えにくい・見えない

視力障害／視覚障害

例文

● 視力障害のある患者。
● 糖尿病の合併症による視覚障害。

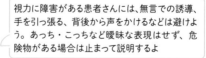

視力に障害がある患者さんには、無言での誘導、手を引っ張る、背後から声をかけるなどは避けよう。あっち・こっちなど曖昧な表現はせず、危険物がある場合は止まって説明するよ

みっかばしか

風疹
ふうしん

例文

● 風疹に罹患する。
りかん

● 風疹既往歴がある。

解説

風疹ウイルスによる急性感染症。飛沫感染や接触感染によりウイルスが体内に侵入する。潜伏期間は2〜3週間である。

妊婦（妊娠3か月まで）が罹患すると胎児に感染し、先天性風疹症候群になる確率が高くなるよ

水虫

汗疱状白癬
（かんぽうじょうはくせん）

例文

- 両足指間に汗疱状白癬あり。
（そくし）

解説

白癬菌による皮膚病の一つ。主に手や足の指の間、足の裏にでき、小さな水疱、ただれ、角質化などの形で現れる。かゆみが強い。

[参考] p.59「頑癬」
　　　 p.132「頭部白癬」

落屑などにより感染するおそれがあるので
状況に応じて清掃をしよう
（らくせつ）

水を飲む

飲水
いんすい

例文

● 飲水制限があるため摂取量の測定をする。

● 飲水を促す。

解説

検査や手術の前に上記のような形で使われることが多い言葉。

みみあか

耳垢
（じこう）

例文

● 耳垢が多量に取れる。

● 耳垢除去を行う。

耳垢には乾いてかさかさした乾性耳垢と、ねとっとした湿性耳垢があるよ。遺伝でどちらか決まって、日本人は乾性の場合が多いんだ

耳が遠い

難聴／聴覚障害

例文

● 難聴がある患者とのコミュニケーション。

● 聴覚障害が生じる。

情報不足により誤った判断で行動したり、
不安感を抱かせないように注意しよう

分類		
分類	原因	疾患など
伝音性難聴	音の聞こえ自体が悪くなる	外耳疾患、中耳疾患（中耳炎や耳硬化症など）
感音性難聴	音の聞こえ自体は問題ないが言葉が不明瞭に聞こえる	突発性難聴、メニエール病、騒音性難聴、老人性難聴など

耳垂れ

耳漏
じろう

例文

- 中耳炎のため耳漏あり。

解説

耳から液体が出ること。排液は膿性や血が混じったもの、水っぽいものなど様々である。

耳鳴り

耳鳴
じめい

例文

- 耳鳴あり。
- 耳鳴を訴える患者。
- 耳鳴軽減を図る。

解説

外部に音源がないのに音が聞こえるように感じる感覚。

むくみ

浮腫
ふ　しゅ

例文

● 下腿に浮腫あり。
  ### か たい

解説

細胞内や組織間隙、腹腔・胸腔などに水分が溜まること。
そしきかんげき　　ふくくう　きょうくう

浮腫のある皮膚は外傷、感染、炎症を起こしやすいので皮膚の保護を心がけよう

分類

分類	原因	主な疾患など
全身性浮腫	腎機能、ホルモンバランスの変化などで生じる	腎疾患、尿路閉塞、うっ血性心不全、肝硬変、二次性アルドステロン症など
局所性浮腫	末梢での水分出納バランスが崩れることで生じる	うっ血性心不全、ネフローゼ症候群、低栄養、がん治療、甲状腺機能低下症など

虫歯

う歯

例文

- う歯のため歯痛あり。
- う歯予防のための口腔ケア。

解説

口内細菌が食べかすを分解して乳酸を産生し、それにより歯が溶けたりすること。

大人の虫歯は痛くなりにくいから気をつけよう。歯と歯茎の隙間に詰まった食べかすなどは、歯肉炎の原因にもなるため、口腔ケアが重要になるよ

結ぶ

結紮／結索
けっさつ　けっさく

けっさつ　けっさく

例文

● 結紮により止血する。

解説

管をしばって内容物が通らないようにすること。止血や避妊の目的で、血管や精管・卵管などに対して行う。

胸が苦しい

胸内苦悶
きょうないくもん

例文

● 胸内苦悶の訴えあり。

● 胸内苦悶を伴う胸痛あり。

解説

締め付けられる、もしくは圧迫されているような胸の強い違和感。

[参考] p.234「絞扼感」

心筋梗塞や狭心症などでよくみられるよ

胸が締めつけられる

絞扼感
こうやくかん

例文

- 胸部の絞扼感あり。
- 胸部の圧迫感、絞扼感を主訴に来院。

解説

主に胸部の違和感を表現する際に使う。胸内苦悶の
さらに詳しい表現のひとつでもある。

［参考］ p.233「胸内苦悶」

眼が黄色い

黄染 / 黄疸

おうせん　おうだん

例文

● 両眼球強度の黄染あり。

解説

体内のビリルビン増加により、眼球結膜や皮膚が黄色
になること。

眼球結膜、口腔粘膜、前胸部、顔面並びに全身
色調の観察は、正確に行うために自然光線下で
実施しよう

原因による分類

溶血性黄疸	赤血球の破壊が亢進することで、間接ビリルビンが増加する
肝細胞性黄疸	肝細胞が障害されることで、直接ビリルビンが増加する（障害が著しい場合、間接ビリルビンのほうが高くなる場合もある）
閉塞性黄疸	胆道系が閉塞することにより、直接ビリルビンが増加する

目が外側を向く

外斜視
（がいしゃし）

例文

- 外斜視に対する視能訓練を行う。

解説

右眼、左眼どちらかの視線が外側に向かっている状態。

［参考］ p.245 「内斜視」

正常

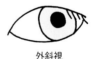

外斜視

236

めまい

眩暈
<ruby>眩<rt>げん</rt></ruby><ruby>暈<rt>うん</rt></ruby>

例文

- 時々眩暈の訴えあり。
- 眩暈による日常生活への影響を検討する。

眩暈は日常生活動作に影響を与えるため、その原因や誘因を理解したうえで患者さんにかかわるようにしよう

分類		
回転性めまい	周囲の景色、もしくは患者自身がぐるぐると回っているように感じられる	
非回転性めまい	浮動性めまい	浮いているような感じ、ふらつきなど
	失神型めまい	目の前が真っ暗になる、失神感、立ちくらみなど

めやに

眼脂
（がんし）

例文

- 眼脂の付着あり。
- 眼脂を拭い取る。

乾燥して取れにくい場合は、湿らせたガーゼなどでやわらかくしてから拭い取るようにしよう

ものもらい

麦粒腫
ば く りゅう し ゅ

例文

● 左眼に麦粒腫あり、腫脹あり。

解説

まつ毛の根元にある脂腺に生じる急性化膿性炎症。ま
し せん
ぶたの一部が赤く腫れ、痛みがみられる。
は

漏れる

失禁
しっきん

例文

● 尿失禁あり、寝衣交換を実施する。
しん い

解説

自分の意志にかかわらず排泄されること。おもらし。尿の場合は尿失禁、便の場合は便失禁という。

尿失禁の種類

腹圧性尿失禁	筋力低下により、腹圧で尿が漏れる
切迫性尿失禁	排尿中枢の障害で、尿意が我慢できない
溢流性尿失禁 いつりゅうせい	排尿障害のある状態で、腹圧が上昇したり尿量が増加することで尿が漏れる
機能性失禁	認知症や日常生活動作（ADL）障害により、トイレの場所がわからなかったり、歩行障害などで間に合わないなどによって起こる

[関連語] **感情失禁**

感情の調節が上手くできないため過度に感情が出てしまう状態。

やけど

熱傷（ねっしょう）

例文

● 熱傷深度Ⅰ度、発赤（ほっせき）、疼痛（とうつう）あり。

[参考] p.37 「発赤」
p.54 「疼痛がある・疼痛」

熱傷深度と皮膚状態

Ⅰ度	乾燥、紅斑がみられる 痛み、知覚過敏あり
浅達性Ⅱ度	浸潤、水泡がみられる 肌は薄赤で、強い痛みを伴う。知覚あり
深達性Ⅱ度	浸潤、水泡がみられる 肌は白っぽく、痛みは軽度で知覚も鈍い
Ⅲ度	乾燥、硬化、炭化がみられる 肌は黄〜赤茶、黒色で、無痛である

やせている

るいそう

例文

- るいそうが著明である。
- るいそうの原因を検討する。

分類	
単純性やせ	病的原因がなく、健康上問題のない体質的なやせ
症候性やせ	基礎疾患などによる二次的なやせで、治療が必要

良くなる／悪くなる

寛解／増悪
かんかい／ぞうあく

例文

- 寛解と増悪を繰り返す。
- 寛解期を迎える。
- 急性増悪を繰り返す。

解説

寛解は自覚・他覚症状が一時的あるいは継続的に軽減した状態。または見かけでは消滅した状態。
増悪は病状が悪化すること。

よだれ

流涎
りゅうぜん

例文

- 顔面麻痺により流涎あり。
まひ
- 流涎が高頻度でみられる。

より目

内斜視
（ないしゃし）

例文

● 内斜視の治療を行う。

解説

右眼、左眼のどちらかの視線が、内側に向かっている状態。

[参考] p.236「外斜視」

正常

内斜視

弱い

脆弱
ぜいじゃく

例文

- 皮膚が脆弱なので押し拭きする。

- 皮膚の脆弱化がみられる。

解説

もろくて耐性が少ないさま。

高齢者の皮膚は、組織の変化や乾燥などによって、皮膚トラブルが起きやすい状態にあるよ

わからなくなる

見当識障害／失見当識

例文

- 見当識障害あり、病院にいることがわからない様子。
- 見当識障害をきたした女性。
- 他者への失見当識がある。

解説

現在の日時や時間、自分のいる場所、周囲の状況や人の判断ができない状態。認知症の中核症状としてみられる。

わきが

腋臭症
（えきしゅうしょう）

例文

● 腋臭症の治療を行う。

解説

腋窩（えきか）（わきの下）から分泌される汗の量が多い、または汗腺（かんせん）が大きいなどの場合、汗に含まれる脂肪酸が分解されて悪臭を呈す。

思春期などに起こりやすいよ

忘れる

健忘
けんぼう

例文

● 健忘リストによるチェックを行う。

● 健忘の徴候がある。

● エピソード記憶障害を生じた患者。

性質による分類

逆行性 ぎゃっこう	発症以前の記憶に関する障害
前向性 ぜんこう	発症以降の記憶に関する障害
感覚特異的	聴覚、視覚など特定の感覚によって処理される記憶に関する健忘

Part-3

略語・資料集

略語

略語	日本語	英語
AAA	腹部大動脈瘤	abdominal aortic aneurysm
AA	再生不良性貧血	aplastic anemia
AB	喘息性気管支炎	asthmatic bronchitis
ADHD	注意欠陥多動障害	attention deficit hyperactivity disorder
Af	心房細動	atrial fibrillation
AF	心房粗動	atrial flutter
AGN	急性糸球体腎炎	acute glomerulonephritis
AIDS	後天性免疫不全症候群	acquired immunodeficiency syndrome
ALS	筋萎縮性側索硬化症	amyotrophic lateral sclerosis
ALL	急性リンパ性白血病	acute lymphocytic leukemia
AMI	急性心筋梗塞	acute myocardial infarction
APP	虫垂炎	Appendicitis
ARF	急性腎不全	acute renal failure
ASD	心房中隔欠損症	atrial septal defect
ASO	閉塞性動脈硬化症	arteriosclerotic obliteraition
AV block	房室ブロック	atrioventricular block

略語	日本語	英語
AVM	脳動静脈奇形	cerebral arteriovenous malformation
BCS	虐待児症候群	battered child syndrome
BBB	脚ブロック	bundle branch block
BLS	Ｉ次救命処置	basic life support
Cat	白内障	cataract
CD	接触（性）皮膚炎	contact dermatitis
CDH	先天性股関節脱臼	congenital dislocation of the hip
CFS	慢性疲労症候群	chronic fatigue syndrome
CHD	先天性心疾患	congenital heart disease
CHF	うっ血性心不全	congestive heart failure
CJD	クロイツフェルト‐ヤコブ病	Creutzfeldt-Jakob disease
CLL	慢性リンパ性白血病	chronic lymphocytic leukemia
COPD	慢性閉塞性肺疾患	chronic obstructive pulmonary disease
CP	脳性麻痺	cerebral palsy
CPR	心肺蘇生法	cardio-pulmonary resuscitation
CVA	脳血管障害	cerebrovascular accident

略語	日本語	英語
DB	Ⅲ度熱傷	deep burn
DCM	拡張型心筋症	dilated cardiomyopathy
DDB	深達性Ⅱ度熱傷	deep dermal burn
DIC	播種性血管内凝固症候群	disseminated intravascular coagulation
DKA	糖尿病性ケトアシドーシス	diabetic ketoacidosis
DM	糖尿病	diabetes mellitus
DU	十二指腸潰瘍	duodenal ulcer
DV	ドメスティックバイオレンス	domestic violence
DVT	深部静脈血栓症	deep vein thrombosis
EB	Ⅰ度熱傷	epidermal burn
EKC	流行性角結膜炎	epidemic keratoconjunctivitis
EUP	子宮外妊娠	extra uterine pregnancy
FUO	不明熱	fever of unknown origin
GAS	汎適応症候群	general adaptation syndrome
GBS	ギラン‐バレー症候群	Guillain-Barre syndrome
GDM	妊娠糖尿病	gestational diabetes mellitus

略語

略語	日本語	英語
GERD	胃食道逆流症	gastroesophageal reflux diseases
HA	A 型肝炎	hepatitis A
HT	高血圧	hypertension
HUS	溶血性尿毒症症候群	hemolytic uremic syndrome
HZ	帯状疱疹	herpes zoster
ICH	脳内血腫	intracerebral hematoma
ICM	虚血性心筋症	ischemic cardiomyopathy
IDDM	インスリン依存型糖尿病	insulin dependent diabetes mellitus
IHSS	特発性肥厚性大動脈弁下狭窄症	idiopathic hypertrophic subaortic stenosis
IIPs	特発性間質性肺炎	idiopathic interstitial pneumonias
IP	間質性肺炎	interstitial pneumonia
IRDS	特発性呼吸窮迫症候群	idiopathic respiratory distress syndrome
ITP	特発性血小板減少性紫斑病	idiopathic thrombocytopenic purpura
IUGR	子宮内胎児発育遅滞	intrauterine growth retardation
JRA	若年性関節リウマチ	juvenile rheumatoid arthritis
MCLS	皮膚粘膜リンパ節症候群、川崎病	mucocutaneous lymphnode syndrome

略語	日本語	英語
MDS	骨髄異形成症候群	myelodysplastic syndromes
MI	心筋梗塞	myocardial infarction
MK	胃がん	Magenkrebs
ML	悪性リンパ腫	malignant lymphoma
MMK	乳がん	Mammakrebs
MOF	多臓器不全	multiple organ failure
MRSA	メチシリン耐性黄色ブドウ球菌	methicillin resistant Staphylococcus aureus
MyD	筋緊張性ジストロフィー	myotonic dystrophy
N(G)B	神経因性膀胱	neurogenic bladder
NEC	壊死性腸炎	necrotizing enterocolitis
NIDDM	インスリン非依存性糖尿病	non-insulin dependent diabetes mellitus
NTG	正常眼圧緑内障	normal tension glaucoma
OA	変形性関節症	osteoarthrosis
OAB	過活動膀胱	overactive bladder
OBS	器質性脳症候群	organic brain syndrome
OCD	強迫性障害	obsessive compulsive disorder

略語

略語	日本語	英語
OD	起立性調節障害	orthostatic dysregulation
OI	日和見感染（症）	opportunistic infection
ON	骨壊死	osteonecrosis
OT	作業療法士	occupational therapist
PAC	心房性期外収縮	premature atrial contraction
PAP	原発性非定型性肺炎、原発性異型肺炎	primary atypical pneumonia
PDA	動脈管開存症	patent ductus arteriosus
PIH	妊娠高血圧症候群	pregnancy induced hypertension
PMA	進行性筋萎縮症	progressive muscular atrophy
PMD	原発性心筋症	primary myocardial disease
Polio	ポリオ、急性灰白髄炎	poliomyelitis
PPH	原発性肺高血圧症	primary pulmonary hypertension
PSVT	発作性上室性頻拍	paroxysmal supraventricular tachycardia
PSW	精神保健福祉士	psychiatric social worker
PT	理学療法士	physical therapist
PTSD	心的外傷後ストレス障害	post traumatic stress disorder

略語	日本語	英語
PX	気胸	pneumothorax
RA	関節リウマチ	rheumatoid arthritis
RD	リウマチ性疾患	rheumatic disease
RDS	呼吸窮迫症候群	respiratory distress syndrome
ROP	未熟児網膜症	retinopathy of prematurity
SAH	くも膜下出血	subarachnoid hemorrhage
SARS	重症急性呼吸器症候群	severe acute respiratory syndrome
SAS	睡眠時無呼吸症候群	sleep apnea syndrome
SBE	亜急性細菌性心内膜炎	subacute bacterial endocarditis
SCC	扁平上皮がん	squamous cell carcinoma
SCID	重症複合型免疫不全症	severe combined immunodeficiency disease
SDAT	アルツハイマー型老年期認知症	senile dementia of Alzheimer-type
SDB	浅達性Ⅱ度熱傷	superficial dermal burn
SDH	硬膜下血腫	subdural hematoma
SIADH	抗利尿ホルモン不適合分泌症候群	syndrome of inappropriate secretion of antidiuretic hormone
SIDS	乳幼児突然死症候群	sudden infant death syndrome

略語	日本語	英語
SIRS	全身性炎症反応症候群	systemic inflammatory response syndrome
SLE	全身性エリテマトーデス	systemic lupus erythematosus
SS	妊娠	schwangerschaft
SSc	全身性強皮症、全身性硬化症	systemic sclerosis
SSS	洞不全症候群	sick sinus syndrome
SSSS	黄色ブドウ球菌性熱傷様皮膚症候群	staphylococcal scalded skin syndrome
STD	性感染症	sexually transmitted diseases
TAA	胸部大動脈瘤	thoracic aortic aneurysm
TAO	閉塞性血栓性血管炎	thromboangiitis obliterans
TIA	一過性脳虚血発作	transient cerebral ischemic attack
TIN	尿細管間質性腎炎	tubulointerstitial nephritis
TTP	血栓性血小板減少性紫斑病	thrombotic thrombocytopenic purpura
UTI	尿路感染症	urinary tract infection
VD	性病	venereal disease
Vf	心室細動	ventricular fibrillation
VLBW	極低出生体重児	very low birth weight infant

略語	日本語	英語
VOD	肝中心静脈閉塞性症	hepatic veno-occlusive disease
VPC	心室性期外収縮	ventricular premature contraction
WDS	離脱症候群	withdrawal symptom
WPW	ウォルフ‐パーキンソン‐ホワイト症候群	Wolff-Parkinson-White syndrome

資料集

(1) VAS（visual analog scale）視覚的アナログスケール

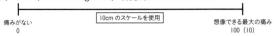

痛みがない　　　　　　　　　　　　　　　　　　　想像できる最大の痛み
0　　　　　　　　　10cm のスケールを使用　　　　　　100（10）

(2) NRS（numeric rating scale）数値評価スケール

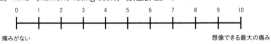

痛みがない　　　　　　　　　　　　　　　　　　　想像できる最大の痛み

(3) FRS（face rating scale）表情尺度スケール

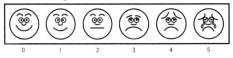

厚生労働省研究班「痛みの教育コンテンツ」改変

図　疼痛スケール（VAS、NRS、FRS）

表　JCS（ジャパン・コーマ・スケール）

Ⅰ　刺激しないでも覚醒している状態

1点　だいたい意識清明だが今一つはっきりしない
2点　見当識障害（時、場所、人）がある
3点　自分の名前、生年月日が言えない

Ⅱ　刺激すると覚醒し、刺激をやめると眠り込む状態

10点　普通の呼びかけで容易に開眼する
20点　大きな声またはからだを揺さぶることにより開眼する
30点　痛み刺激を加えつつ呼びかけを繰り返すとかろうじて開眼する

Ⅲ　刺激しても覚醒しない状態

100点　痛み刺激に対し、払いのける動作をする
200点　痛み刺激で少し手足を動かしたり顔をしかめる
300点　痛み刺激に反応しない

※O：意識清明、R：不穏状態、I：失禁、A：自発性喪失
（記載例：「JCS-3-R」「JCS-200-I」）

表　GCS（グラスゴー・コーマ・スケール）

大分類	小分類	スコア
開眼 （E：eye opening）	自発的に開眼する 呼びかけにより開眼する 痛み刺激により開眼する まったく開眼しない	E 4 3 2 1
最良言語反応 （V：best verbal response）	見当識あり 会話に混乱がある 混乱した発語 理解できない声 発声がない	V 5 4 3 2 1
最良運動反応 （M：best motor response）	命令に従う 痛み刺激部位を触ろうとする 逃避反応 異常な屈曲 伸展反応 まったく動かさない	M 6 5 4 3 2 1

表　上肢の関節可動域

関節名 （部位名）	運動 方向	正常可動 範囲（度）	備　考
肩甲帯	屈曲	0〜20	
	伸展	0〜20	
	挙上	0〜20	
	引下げ	0〜10	
肩 （肩甲骨の動きも含む）	屈曲 （前方挙上）	0〜180	
	伸展 （後方挙上）	0〜50	
	外転 （側方挙上）	0〜180	
	内転	0	
	外旋	0〜60	
	内旋	0〜80	
	水平 屈曲	0〜135	
	水平 伸展	0〜30	

（日本整形外科学会，日本リハビリテーション医学会，1995. を一部抜粋改変）

関節名 （部位名）	運動 方向	正常可動 範囲（度）	備　考
肘	屈曲	0 〜 145	屈曲 90 伸展
	伸展	0 〜 5	
前腕	回内	0 〜 90	回外　　回内
	回外	0 〜 90	
手	背屈	0 〜 70	背屈　0　掌屈
	掌屈	0 〜 70	
	橈屈	0 〜 25	橈屈　　尺屈
	尺屈	0 〜 55	

（日本整形外科学会，日本リハビリテーション医学会，1995．を一部抜粋改変）

表 下肢の関節可動域

関節名 （部位名）	運動 方向	正常可動 範囲（度）	備　考
股	屈曲	0〜125 （膝屈曲のとき）	
	伸展	0〜15	
	外転	0〜45	
	内転	0〜20	
	外旋	0〜45	
	内旋	0〜45	
膝	屈曲	0〜130	
	伸展	0	
下腿	外旋	0〜20	
	内旋	0〜10	

（日本整形外科学会，日本リハビリテーション医学会，1995．を一部抜粋改変）

関節名 （部位名）	運動 方向	正常可動 範囲（度）	備　考
足 （関節）	背屈	0 ～ 20	底屈／背屈
	底屈	0 ～ 45	
足部	外がえし	0 ～ 20	外がえし　内がえし
	内がえし	0 ～ 30	
	外転	0 ～ 10	外転／内転
	内転	0 ～ 20	
母指 （趾）	屈曲（MP）	0 ～ 35	伸展／屈曲
	伸展（MP）	0 ～ 60	
	屈曲（IP）	0 ～ 60	伸展／屈曲
	伸展（IP）	0	
足指 （趾）	屈曲（MP）	0 ～ 35	伸展／屈曲
	伸展（MP）	0 ～ 40	
	屈曲（PIP）	0 ～ 35	伸展／屈曲
	伸展（PIP）	0	
	屈曲（DIP）	0 ～ 50	伸展／屈曲
	伸展（DIP）	0	

（日本整形外科学会，日本リハビリテーション医学会，1995．を一部抜粋改変）

表 MMT（徒手筋力テスト）

筋力	評価基準
5	強い抵抗を加えても抵抗可能
4	重力および中等度の抵抗を加えても関節運動が可能
3	重力に逆らって関節運動が可能であるがそれ以上の抵抗を加えればその運動は不能
2	重力の影響を除去すれば、その筋の収縮によって関節運動が可能
1	筋収縮はみられるが、それによる関節運動はみられない
0	筋収縮がまったくみられない

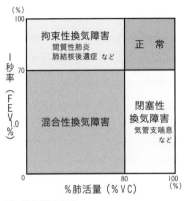

図　換気障害分類

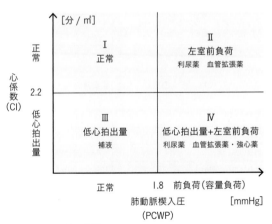

図　フォレスター分類

表　血液検査の基準値

検査項目	基準値
赤血球（RBC）	成人男性：約 500 万個 / μL、 成人女性：約 450 万個 / μL
ヘモグロビン（Hb）	成人男性：16 g/dL、 成人女性：14 g/dL で ±2 g を基準値とする
ヘマトクリット（Ht）	成人男性：40.0 ～ 52.0%、 成人女性：35.5 ～ 45.0%
白血球（WBC）	約 5000 ～ 8000 個 / μL
血小板（PLT）	15 万～ 40 万個 / μL
総たんぱく（TP）	6.7 ～ 8.3 g/dL
アルブミン（Alb）	3.8 ～ 5.3 g/dL
アラニンアミノトランスフェラーゼ （ALT、GPT）	4 ～ 44 IU/L
アスパラギン酸アミノトランスフェラーゼ （AST、GOT）	7 ～ 38 IU/L
グルコース（Glu、BS：血糖）	空腹時：70 ～ 109 mg/dL
CRP	0.3 mg/dL 以下
カルシウム（Ca）	8.5 ～ 10.2 mL/dL
クロール（塩素、Cl）	101 ～ 109 mEq/L
カリウム（K）	3.7 ～ 4.8 mEq/L
ナトリウム（Na）	139 ～ 146 mEq/L

※検査の基準値は各施設によって異なるため、目安の数値を示している。

医療系学生のための**医療専門用語　言いかえ辞典**

2021 年 4 月 10 日　第 1 版第 1 刷発行　　　　定価（本体 1,500 円＋税）
2023 年 3 月 15 日　第 1 版第 2 刷発行

著　者　大久保　恵美子©　　　　　　　　　　　　＜検印省略＞

発行者　亀井　淳

発行所　㊂**株式会社 メヂカルフレンド社**

〒 102-0073　東京都千代田区九段北 3 丁目 2 番 4 号
麹町郵便局私書箱第 48 号　電話 (03)3264-6611　振替 00100-0-114708
https://www.medical-friend.co.jp

Printed in Japan　落丁・乱丁本はお取替えいたします　　　　107130-099
ISBN 978-4-8392-1668-9 C3547　　　　印刷／(株)加藤文明社　製本／(有)井上製本所

本書の無断複写は、著作権法上の例外を除き、禁じられています。
本書の複写に関する許諾権は、(株)メヂカルフレンド社が保有していますので、
複写される場合はそのつど事前に小社（編集部直通 TEL 03-3264-6615）の
許諾を得てください。